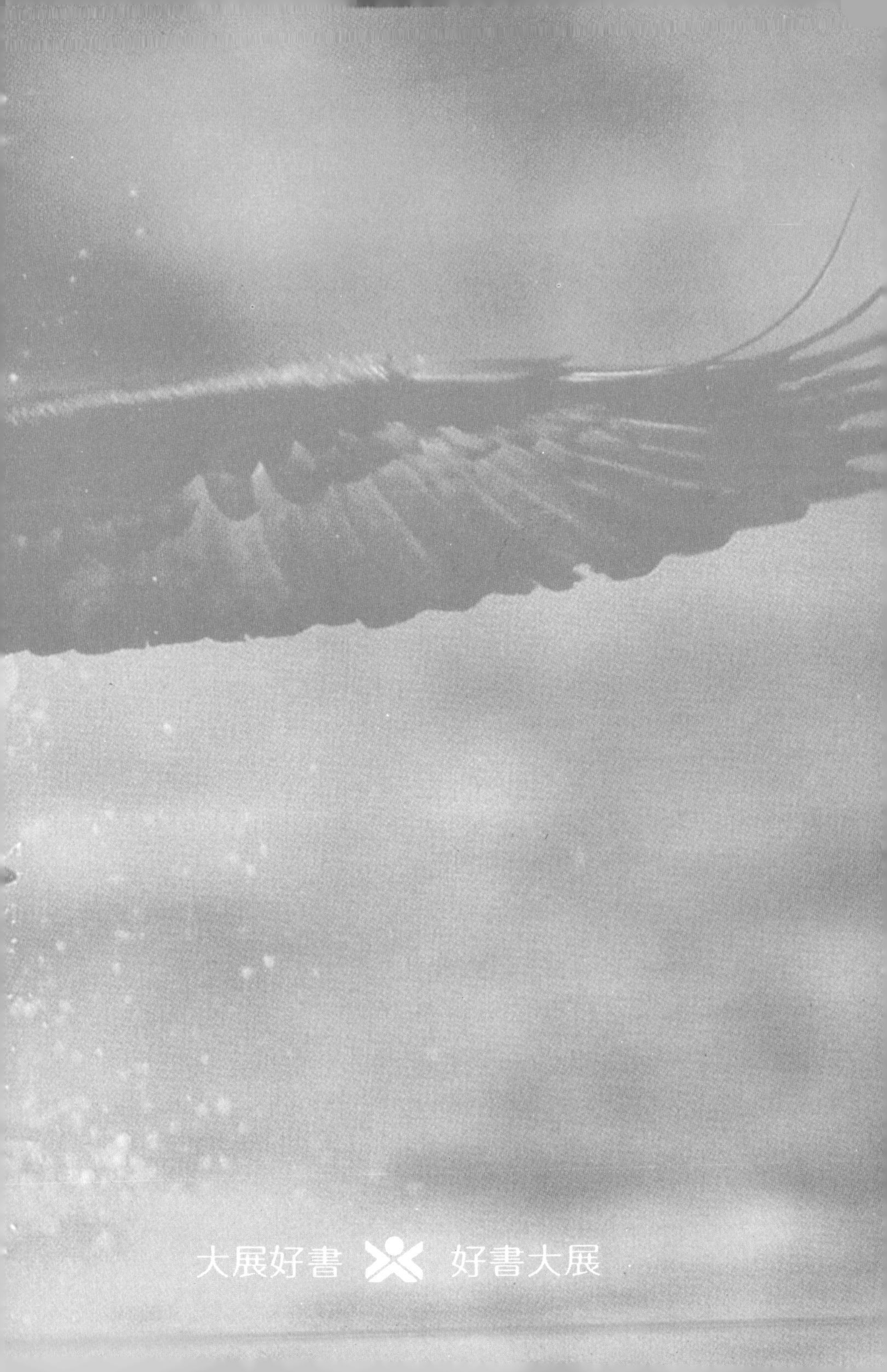
大展好書 好書大展

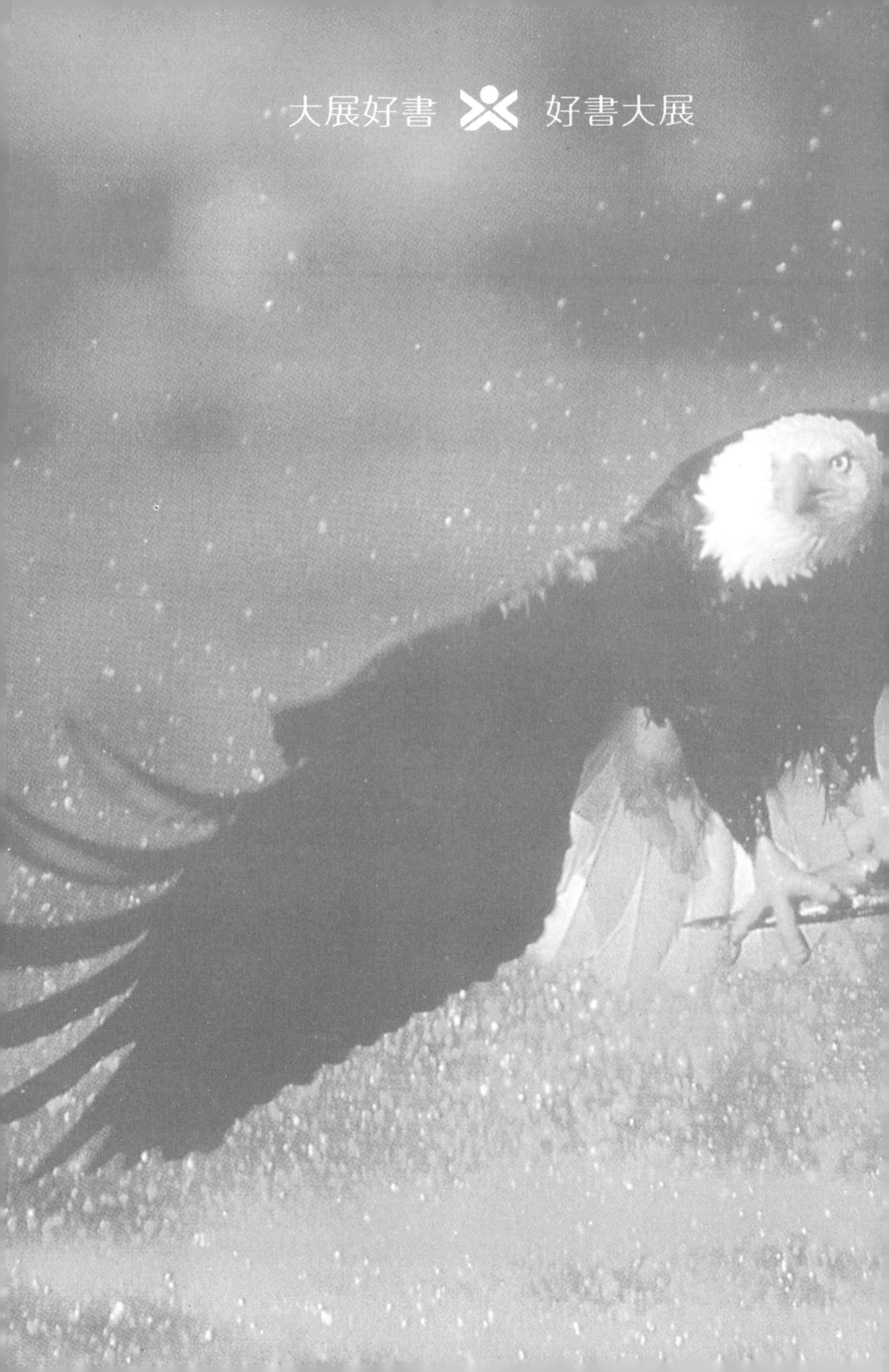
大展好書 好書大展

元氣系列2

大澤俊彥、板倉弘重主編
江秀珍譯

高麗菜發酵精的功效

大展出版社有限公司

主編的話

名古屋大學生命農學研究所・教授 農學博士
大澤俊彥

我國三大死因之首的「癌症」，預計在二〇一五年以前，會持續增加。而佔居第二位的「心臟疾病」也正在持續的增加中。此外，最近被稱為預備軍的「糖尿病」患者也有一千三百七十萬人。

事實上，這些增加的數字將會超過預測值。這些疾病統稱為「成人病」或「生活習慣病」。「生活形態」中的「飲食習慣」對此有很大的影響，其原因在於飲食歐美化所伴隨而來的熱量攝取過剩。而這些都是「預防」勝於「治療」的疾病。根據推測，蔬菜及水果等植物性食品扮演著相當重要的角色。

在這樣的背景下，美國於一九九〇年開始實行「設計的食物」計畫，即「植物性食品的癌症預防」計畫。日本則於一九七八年開始針對「食品的生理機能」進行「機能性食品」的研究。

而我的研究團體當初就參與了這項研究計畫。尤其是「設計的食物」計畫中，居於具有防癌可能的食品最高位的是「大蒜」或「高麗菜」。「飲食生活」中所含的何種成分具有「防癌效果」，未來將成為一大課題。關於大蒜已經有很多的研究實驗，但有關高麗菜等油菜科蔬菜的有效成分，幾乎很少進行相關的研究。

本研究團體就是以「異硫氰酸鹽」這個辣味成分為中心，對於「氧化壓力」的預防效果進行研究。

另一方面，在日本，大家都知道像味噌、醬油、納豆等是利用大豆所製成的傳統發酵食品。而在印尼也有稱為「天佩」的傳統大豆食品，這是利用「酒麴菌」所製成的發酵食品。

本研究團體發現發酵的大豆食品，比原素材「蒸大豆」具有更強力的抗氧化性。在這種背景下，出現了一種「高麗菜發酵精」的新素材。由於我隸屬於國立大學，不便推薦特定的商品，不過，在美國的「設計的食物」中，高麗菜也顯示出預防癌的重要性。在食物金字塔中屬於高位，像這樣的素材與我國傳統的發酵技術，成為極具魅力的新「素材」。

本書所提出的許多效果受到許多研究者的期待，到底何種化學成分能夠顯示何種的生理機能效果，成為一個話題。

最後，我要提出的重點是「為了保持健康，要均衡的攝取含有異硫氰酸鹽的非營養成分」。芝麻中所含的木聚糖成分能夠預防「動脈硬化」，而印度料理中，尤其是咖哩粉中香辛料的主要成分「姜黃」這種黃色色素中所含的「姜黃素」，能夠預防「大腸癌」或「肺癌」。我對於這些預防作用正進行研究，然而都無法靠單一的成分來預防疾病。

「高麗菜發酵精」也是一種能夠健全飲食生活的食物，關於這一點要充分理解，希望讀者都能夠擁有快樂、健康的飲食生活。

主編的話

國立健康‧營養研究所名譽研究員 醫學博士
板倉弘重

國人死亡原因從第一位的癌症，到第二位的腦中風、第三位的心臟疾病等這種「生活習慣病」，被認為包括飲食生活的平常生活態度是引發的原因。近年來，避免身體產生異常、失調，即所謂的預防醫學，受到大家的注意。尤其是平時的飲食生活，是否攝取均衡的營養非常重要。還有每天過著規律、正常、壓力少的生活，也與預防生活習慣病有關。

大家都知道營養學的基本三大要素（蛋白質、脂質、醣類），若再加上維他命、礦物質就成為五大營養素。而最近受到大家所注意的是食物纖維的第六營養素。目前為了除去活性氧之害，出現了抗氧化食物「第七營養素」。身為醫學者、營養學者的我，全力投入於有益健康的食物和攝取方法的研究。目前，對抗活性氧之害具有作用的抗氧化物質，被認為「能夠擊退疾病，維持高度健康的『積極』的營養學」，成為主要的研究中心。

體內產生大量的活性氧會引發各種疾病和老化，為了防止活性氧之害，抗氧化的成分，尤其是食品中的抗氧化作用，受到大家的注意。攝取含有多樣抗氧化物質的食品非常重要，根據我們的研究，到目前為止，富含維他命類（E、C、B_2、β胡蘿蔔素）的黃綠色蔬菜，或紅葡萄酒、可可、茶等所含的多酚類，會在體內產生抗氧化作用。

而本書所介紹的高麗菜等，這種油菜科蔬菜中所含辣味成分的異硫氰酸鹽，同樣也具有抗氧化作用，且居於預防癌症食品「設計的食物」中的高位。

高麗菜能夠增加白血球，增強白血球的能力，提升免疫力，具有預防癌症的作用，像這樣的淡綠色蔬菜也具有其有效性。

此外，日本清酒、味噌、醬油、醬菜、納豆等以傳統技術「發酵」製成的食物，由於素材經過發酵作用，故提高了其抗氧化作用。最近我也提出了一份關於黑醋的檸檬酸等的抗氧化作用，具有預防高血壓的報告。

本書所介紹的「高麗菜發酵精」採用具有優良機能的高麗菜，並利用能夠提高免疫力的乳酸菌來發酵，我們能夠充分期待其各種機能相輔相成所發揮的效果。此外，高麗菜富含維他命U（別名高麗菜酊）。維他命U被當作預防、治療胃炎、胃潰瘍、十二指腸潰瘍的藥物。由於能夠發揮抗氧化作用及防止潰瘍，而受到大家的注意。「肌膚是內臟的鏡子」，維他命U能夠保護胃黏膜，藉由乳酸菌增加腸內有益菌，強化內臟，被認為具有美容效果。

從成分表來看，以富含維他命C及維他命U、K（止血作用）等特殊成分，甚至含有像谷氨酸等多種氨基酸、礦物質等的高麗菜為原料，再藉由乳酸菌的發酵，產生有機酸等。因此，「高麗菜發酵精」含有非常多的營養成分。從動物的實驗階段，發覺它具有抗氧化作用以及預防胃潰瘍、肝障礙、增強免疫力等的效果。各實驗的資料中及所提出的數值，受到大家的注意。

像這樣天然素材的複合性的機能以及抗氧化作用，被期待具有預防疾病的機能，於是，充滿魅力的食材（機能性食品）誕生了。

目錄

■第1章 堪稱現代國民病的癌症、腸胃病

■第2章 高麗菜發酵精所含的成分

■第3章 效果的秘密在於發酵

■第4章　對腸胃較弱的人有效的高麗菜發酵精

■第5章　被期待對癌症、難治之病也有效的高麗菜發酵精

■第6章　高麗菜發酵精的美肌效果

■第7章 高麗菜發酵精與肥胖及節食

■第8章 關於高麗菜發酵精的Q&A

■結　語

前言

擁有劃時代的高機能健康食品「高麗菜發酵精」的誕生

一九九八年八月，日本衛生署發表了國民醫療費的最新統計資料。發現比起一九九六年度的國民醫療費的八兆五二一〇億日圓（一般診療費二十二兆九千七百九十億日圓）增加了五・八%，國民每人的醫療費是二十二萬六千六百日圓，比前年度增加了五・五%。

與二十年前相比，大約增加了將近六倍，以年齡層來看，分別如下：

- 0～14歲　一兆四千九百三十四億日圓
- 15～44歲　三兆七千四百二十一億日圓
- 45～64歲　七兆一千一百零六億日圓
- 65歲以上　十兆六千三百二十九億日圓

由年齡層分佈圖可以瞭解，四十五歲以上的醫療費佔全部的七七%。

此外，依疾病別分類，佔上位的五種疾病中，消化系統疾病經常佔約一〇%。超過六十五歲者的內分泌及營養的代謝疾病增加。所謂的「腸胃病等的消化系統疾病是我國的國民病」，從這個資料中很明顯的可以得到證明。

本書要介紹的「高麗菜發酵精」，就是非常適合我們的具有機能性的健康食品。

這就是高麗菜發酵精

事實上，高麗菜發酵精就是將一般家庭所吃的高麗菜，以獨特的方法發酵，使高麗菜原本的有效成分更豐富。

其有效成分可有效的被人體吸收。根據到目前為止的研究報告指出，不只是慢性腸胃病，發現其對現代人類造成威脅的癌症，在預防上也有很大的貢獻。現在可以說是健康資訊氾濫的時代，的確，黃綠色蔬菜是具有代表性的蔬菜，它的有效性受到大家的肯定。

不過，淡色蔬菜高麗菜所含有的重要成分，很意外的，大家都不清楚。直到不久之前，透過大眾傳播媒體的報導，才受到大家的注意。富士電視台，節目也設計「高麗菜的健康效力大檢證」這個單元，介紹高麗菜所含的維他命能夠守護胃、肝臟及對癌症的效果。

高麗菜發酵精是利用歷史悠久的「發酵」的新技術，成功的提高了高麗菜的有效性。這使得稱為技術大國的我國增光不少。

經由「設計的食物」完成的高麗菜發酵精

高麗菜發酵精的材料是高麗菜，對我們的健康有很大的貢獻。之所以會受到大家的注意，是因為美國的「設計的食物計畫」。也許大家對於所謂的設計的食物感到很陌生。

通常，所謂的設計大多是指「繪畫、建築、雕刻、裝飾、工藝等造型作品的設計」。此外，有些則是指「建築、工業製品、服飾、商業美術等有實用目的的造型作品的計畫、設計」，或是「圖案、模樣的設計」。在此，則是針對和我們健康有密切關連的「飲食、食物」進行設計。

「設計食物、飲食。」

「設計之後的食品。」

關於食物的設計，在閱讀過本文之後，將會有更詳盡的瞭解。首先，我們來看看由美國最先開始施行的「設計的食物計畫」。

美國於一九八〇年代，開始進行關於人類飲食和癌症關係的研究。到了一九九〇年代，以美國國立癌症研究所（NCI）為中心所開始進行的「設計的食物計畫」，受到各方矚目。

以前關於癌症預防的研究，主要是採用合成的維他命等，以化學性的方法為中心進行研究。後來，開始以蔬菜、水果等天然食品中所含的各種具有抑制癌症效果的成分，進行研究。這就是所謂的設計的食物計畫。

設計的食物計畫的歷史背景

瞭解美國開始設計的食物的背景，可以瞭解其發展。

一九三〇年開始對於患有皮膚癌的老鼠，持續餵予混有奶油的飼料，結果，癌細胞不斷的增殖。

四〇年代開始進行調查動物性脂肪的攝取與癌症發生的關連。到了六〇年代，才開始用動物進行關於飲食和癌症關連的研究。

七〇年代以後，關於日常生活中所攝取的食物與癌症發生，以及影響的可能性的研究受到注意。此時，各國的研究者開始注意飲食與癌症的關連性。

一九八二年，美國國立科學學院所發表的報告書『飲食、營養和癌症』，提出了癌症與其誘發因子。

- 熱量
- 脂肪
- 食鹽

等等的攝取。同時，也指出許多具有抑制癌症因子的食品成分，並提出何種主要成分對於預防癌症具有重要效果，而這些都需要更多科學性的研究。ＮＣＩ設計的食物計畫中，提出應多攝取蔬菜、水果等植物性食品，這是經過許多有關於「飲食和癌症」免疫學上的調查所得到的結果。

在之前的調查中雖然已經知道攝取蔬菜水果具有預防癌症的效果，但是，具體上的有效量以及組合方面，還沒有科學上的證明。因此，關於何種植物成分該如何使用，方能夠有效的預防癌症的研究非常熱門。

這些研究中心NCI的飲食和預防癌症的研究部門，與其他大學或國立研究機關等超過二十個研究機構簽下契約，在各個專門領域中進行深入的研究。

設計的食物的提倡者H・皮亞森博士

設計的食物具有「以植物性化學物質為主體，為防止癌症而加以設計的食品」的意義。

一九八九年任職於NCI的哈巴德・皮亞森博士，最早提倡以防癌為第一目的，進行具有防癌能力的食品成分機能研究。皮亞森博士的這種想法在世界各地廣泛的拓展，各研究者都接受這樣的觀念。

NCI公佈了四十種以上含有有效防癌成分的食品群。在設計的食物名單中，高麗菜、大蒜都在食品群中的上位。

不過，高麗菜除了可以直接攝取之外，還有可以提高其吸收率的方法，就是使用高麗菜發酵精。

今後不僅在預防癌症方面，甚至對於令人深刻的心臟病、糖尿病、高血

●設計的食品名單
（具有防癌效果的食品・食品成分）

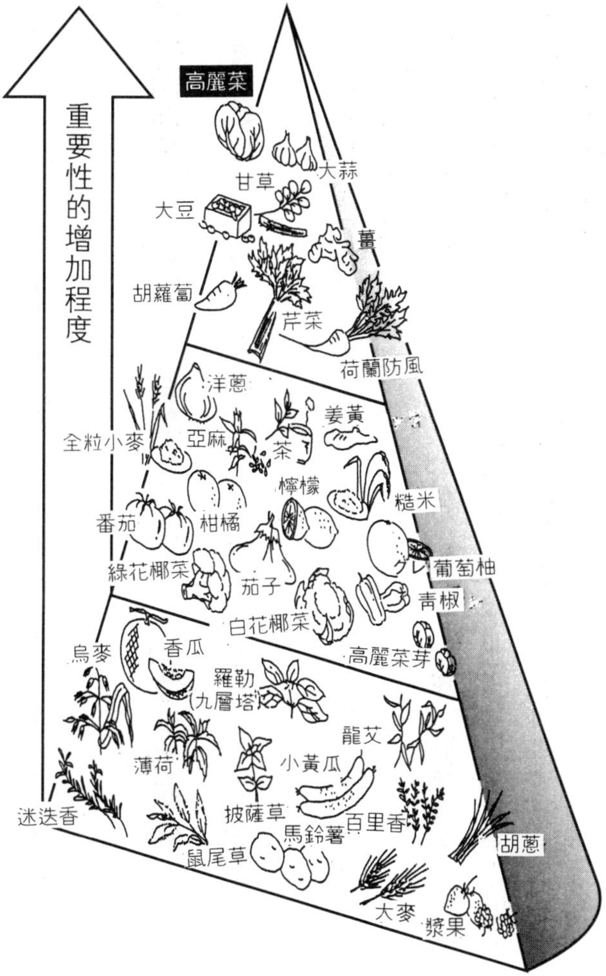

壓、骨質疏鬆症、異位性皮膚炎以及常見的腸胃病等的研究，也都將會持續下去。

事實上，本書所介紹的高麗菜發酵精，正是所有注重健康的消費者所最需要的。

高麗菜發酵精可防止老化、具有美容效果、預防生活習慣病

高麗菜發酵精能夠延緩老化速度，對於預防生活習慣病及癌症也能夠加以改善。

我國社會已經面臨高齡化，老化是任何人都無法阻止的現象。不過，老化的速度卻是可以延緩的。

老化是個體的衰退，血管所到達的地方，如腦、心臟、肝臟等器官，因為各器官的機能低落而產生了障礙。這種機能的低落並不只是因為老化而使各器官的機能低落，事實上，老化的程度因體內環境的不同而不同，這一點已經經由老鼠的實驗得到證明。

體內環境會受到所攝取的食物左右。除了食物的營養之外，運動、血壓

的控制也受到重視。其中，最受矚目的就是，飲食生活的防止老化。

高麗菜發酵精是優異的機能性健康食品，不只具有美容效果，而且能夠延緩老化速度，對於生活習慣病及癌症的預防，也具有極大的改善效果。

高麗菜發酵精具有促進美容及防止老化的效果

高麗菜發酵精對於肌膚的美容方面有效，甚至對於生物的老化也具有煞車效果。

人類的健康與各種機能有著複雜的關係，因此，身體會因各種狀況而產生各種症狀。

腸胃情況不佳、便秘無法治癒、擔心是否罹患癌症，現代人有關身體健康方面的煩惱真是不勝枚舉。

在此，我們來看看美容與高麗菜發酵精的關係。高麗菜發酵精具有很大的效力，其中之一就是「抗氧化作用」，氧化作用和我們的肌膚有密切關係。如——

「魚尾紋增加。」

「斑點變得明顯。」

「肌膚黯淡、沒有水分。」

「長面皰等。」

對女性進行問卷調查，幾乎百分之百的人都有這方面的煩惱。此外，「和同年齡的人相比，自己看起來好像比較老」，很意外的，有這種困擾的人特別多。其原因就是「肌膚的衰退」。

高麗菜發酵精在美容和延緩老化方面，具有強大的效力。本書將會有詳盡的敘述，可供參考。

以高麗菜爲中心的油菜科何以會受到大家的注意

高麗菜發酵精的原料就是高麗菜所屬的油菜科，其所含的有效成分受到大家的矚目。

一九九〇年以皮亞森博士為中心，開始進行設計的食物計畫。其所提出的金字塔型設計的食物名單，被稱為「防癌的金字塔」。在金字塔型名單上部位置的食品，幾乎都具有高度的防癌效果（參照二十三頁的圖）。

其中，居於高位，尤其受到大家注意的是油菜科的植物。油菜科是雙子葉植物的一科，世界上大約有三千多種。如高麗菜、高麗菜芽、蘿蔔、綠花椰菜、大頭菜、白菜、水田芥、山葵等，除此之外，還有像薺菜、美洲獨行菜、狗芥菜等雜草，都是油菜科的植物。

油菜科含有特有的異硫氰酸鹽成分，那是一種辣味成分。最近，這種異硫氰酸鹽的物質因成為防癌物質而廣受矚目。它可將侵入體內的致癌物質無毒化，並排出體外。

此外，也因具有預防血栓、抗氧化作用等機能而備受矚目。

油菜科的代表就是高麗菜，本書將詳細介紹以高麗菜為主體，而開發出有預防疾病效果的高麗菜發酵精。

本書並非只積極的著重於防癌，對於國人常見的腸胃疾病甚至是美容方面的困擾，也能夠給予幫助。

第1章 堪稱現代國民病的癌症、腸胃病

國人腸胃較弱，容易罹患胃、十二指腸潰瘍

國人的腸胃較弱，胃或腸等消化器官是體內最容易受到壓力影響的臟器。以壓力社會為象徵的現代病，最具代表性的就是胃、十二指腸潰瘍。胃、十二指腸潰瘍是指在消化食物時，會連胃、十二指腸都被分泌的胃液消化的現象，也就是所謂的消化性潰瘍。

由於醫學的發達，現在胃或十二指腸潰瘍即使不開刀也可治癒。不過，胃、十二指腸潰瘍的特徵是容易復發，因此，目前治療的重點在於防止復發。

胃壁從內側到外側有黏膜、黏膜肌層、黏膜下層、肌層、漿膜等五層組織。當其中的黏膜肌層出現被挖空的症狀時，就是所謂的潰瘍。十二指腸也有壁的構造，幾乎與胃相同，也具有黏膜到漿膜等組織，但都比胃薄。因此，很容易出現連漿膜都被掏空的情形，因而引發出血和穿孔。

胃、十二指腸潰瘍大多有自覺症狀，如在心窩附近會出現疼痛感。疼痛的程度並不一定，但是，疼痛的程度與潰瘍的程度並不一致。有時即使症狀惡化，也

沒有出現自覺症狀。

當出現吐血或便血現象時，會有胃部沈重、全身無力、頭暈等症狀，但是大多不會感到疼痛。而當出現穿孔時，就會引發激烈的疼痛，此時大多會引發腹膜炎，必須馬上接受治療。胃、十二指腸潰瘍的自覺症狀，很容易與其他疾病混淆，若有懷疑，就要儘快找專門醫師接受診察。

胃炎是這樣引起的

全身各部位都有可能引起發炎的症狀，發炎可分為急性與慢性兩種。而胃炎也可分為急性胃炎與慢性胃炎。

引發急性胃炎的急遽症狀的主要原因如下。

- 精神上或肉體上的壓力。
- 非類固醇系的消炎鎮痛劑等藥劑。
- 刺激性較強的飲食。
- 重症疾病。

改善飲食習慣或生活習慣的建言

腸胃是消化食物與排除不需要物質的地方，會受到食物的種類和飲食生活影響。從一九五〇年代到七〇年代初期，美國以肉類料理爲活力來源。當時，美國人的飲食生活以攝取血淋淋的厚牛排爲表徵，以高蛋白、高脂肪的飲食爲主流。國人在高度成長期時也受到很大的影響。

結果，美國人罹患大腸瘜肉、大腸癌、大腸炎、高血壓、心臟病、肥胖、乳癌、前列腺癌、糖尿病等的情形增多，醫藥費暴增，造成國庫緊縮。

進入七〇年代後，美國進入對於高蛋白、高脂肪飲食的反省期。蔬菜及未精製的穀類、豆類受到推崇，肉類的消費量大幅減少。美國所減少的肉類消費量轉移到我國。因此，國人攝取過多的肉類，造成大腸癌的罹患率提高，取代了美國。此時，大多數的國人對於自己的健康都開始進行較嚴格的反省。

身體上的任何失調或疾病，都必須改善錯誤的飲食生活或生活習慣，否則無法根治。使用藥物或其他的治療法，只能將症狀抑制到某種程度，事實上並無法根治。

一九七七年美國所發表的「馬克加邦報告」，是由當時擔任參議院營養問題特別委員會委員長的約翰・S・加邦，所進行的美國人的飲食與疾病相關問題的調查。

根據此份報告指出，改善飲食生活能夠減少百分之五的心臟病、百分之五十的糖尿病、百分之八十的肥胖以及百分之二十的癌症。

● 流行性感冒。

其症狀有許多種，如心窩處有強烈疼痛感、胃不舒服、噁心或嘔吐等，甚至伴隨有吐血或便血的症狀。

另一方面，慢性胃炎是指胃黏膜發炎、黏膜萎縮。一九八四年發表了一份報告，指出「慢性胃炎的患者有百分之九十都感染了幽門桿菌」，立即成為熱門話題。之後更不斷出現同樣的報告，使得長時間感染幽門桿菌與慢性活動性胃炎及萎縮性胃炎之間的關係備受矚目。

有些慢性萎縮性胃炎的病患在除去幽門桿菌之後，情況便獲得改善，但是對於是否該除去幽門桿菌，目前尚未得到結論。

胃癌與幽門桿菌

聚集在胃中的細菌為幽門桿菌。從最初的報告出現直到最近，經過了將近二十年，又重新成為新聞炒作的話題。幽門桿菌的正式名稱為「螺旋幽門桿菌」，特徵是其鞭毛運動有如「螺旋槳」般做「螺旋」狀的運動。

幽門桿菌是發生各種活性氧的原因，不僅是胃癌，與胃炎、胃潰瘍、十二指腸潰瘍等也都有密切關係。

國人感染幽門桿菌的機率與歐美等先進國家相比，顯得非常高。根據一九九二年由北海道大學的淺香正博教授所領導的調查組織所做的調查報告，發現四十歲以上的國人，有百分之七十至百分之八十的人感染了幽門桿菌。

根據某份報告指出，有百分之八十的胃癌患者都感染了幽門桿菌，而早期胃癌患者的感染率則高達百分之百。

由此可知，胃癌與幽門桿菌之間似乎存在著某種關連。一九九四年，WHO

幽門桿菌是造成胃癌、胃炎、胃潰瘍……等的原因之一

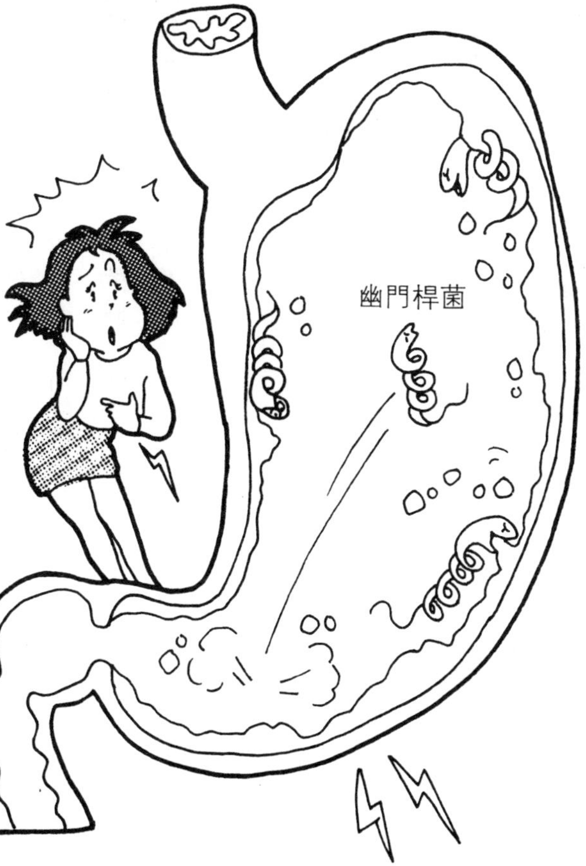

（世界衛生組織）國際癌症研究機構發表「感染幽門桿菌與胃癌的關係，有如抽煙與肺癌的關係」，此份發表認同了胃癌的發生與幽門桿菌具有因果關係。

但事實上，幽門桿菌是以何種作用引發胃癌，到目前為止仍然無法得到確實的答案。一般認為只有幽門桿菌是無法引起胃癌的。

關於胃癌與幽門桿菌之間的關係如下：

①幽門桿菌有引發癌症的作用。

②幽門桿菌具有促進催化的作用。

目前這種看法仍在研究階段之中。

我國在衛生署的主導下，以國立癌症研究中心為首，約有八所醫療機構參與研究早期發現感染幽門桿菌與除菌，並進行預防胃癌的相關研究。但是到目前為止，尚未出現確切的結果。

但是，無論如何，為避免癌症的發生，則創造不容易罹患癌症的體質，這一點是很重要的。

在此要推薦給各位的，是從任何角度來看都對身體健康有所助益的——高麗菜發酵精。

胃部問題的要因

雖然胃部問題還不至於引發癌症，但是我們的胃部會因為各種要因而飽受摧殘。關於其要因眾說紛紜，但現在一般都以「平衡學說」為主流。

所謂平衡學說是指攻擊胃部內壁的酸，例如，胃蛋白　酶胃液中分解蛋白質的酵素）等的攻擊因子，與守護胃部內壁的黏膜血流、黏膜抵抗、黏液等防禦因子的平衡崩潰時，胃部就會受到損傷而造成潰瘍的學說。

這是長期以來引起消化器官潰瘍的基本看法，但是，到目前為止仍無法得到確切的解明。

今後仍會反覆進行多項研究，因此，關於攻擊因子與防禦因子的數量與內容都將會有所改變。

最近，因為活性氧成為攻擊因子的一員，使得抗氧化物質亦變成防禦因子的一員。

腸胃藥所使用的藥物

因為壓力等而引起腸胃不適時，並不是癌症，這時究竟該使用何種藥物呢？以下就來看看常見的腸胃病對應藥。

通常藥局所販賣的腸胃藥，含有以下成分：

①健胃劑——生藥成分，可使胃的機能活躍

含有茴香、桂皮、薄荷、啤酒花、當藥等，還有從動植物中抽取出的生藥成分，對於食慾不振或宿醉有效。

②消化酵素劑——促進消化吸收

含有蛋白質、脂肪、碳水化合物的消化酵素，對於胃部膨脹感與壓迫感等的不適以及過食有效。

③制酸劑——中和胃的酸度

利用鹼性成分中和胃酸，降低胃中酸度，能夠改善因胃酸分泌過多而引起的胸悶、打嗝的症狀。

使用「高麗菜發酵精」治療腸胃的壓力！

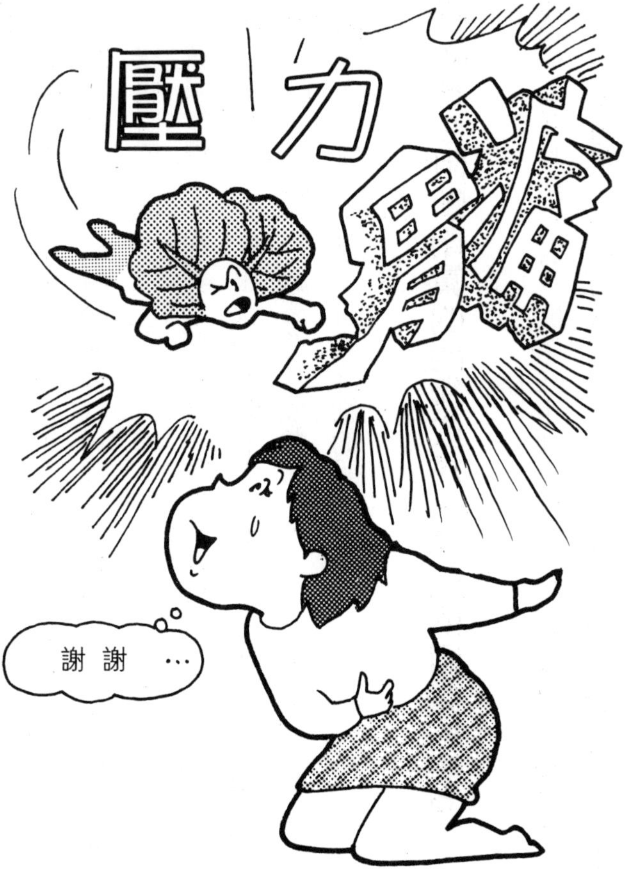

④黏膜保護劑——保護胃、十二指腸的黏膜免於受傷

⑤促進黏膜修復劑——促進修復受損的胃、十二指腸的黏膜

對於受傷的胃、十二指腸能夠進行保護黏膜以及促進修復黏膜的作用，改善心窩的鈍痛、空腹時的胃痛。

⑥腸胃鎮痛痙劑——能夠緩和疼痛，鎮定胃壁或腸管的痙攣

能夠緩和胃腸的異常緊張或抑制過度的運動，舒緩疼痛及痙攣的症狀。

依照胃部的狀況與其對應來進行分類。此外，在製藥廠間爭相販賣的抗潰瘍藥就是所謂的H2阻斷劑，以下將有詳細的說明。

令人驚訝的H2阻斷劑眞的能夠成爲「夢幻的新藥」嗎？

日本於一九九七年左右，開始在市面上販售抗潰瘍藥H2阻斷劑。原本是作為醫療用途，必須由醫生開處方箋，但是，現在在一般藥局幾乎都可以買到。

H2阻斷劑可以消除因為胃酸分泌過剩所引起的症狀，對於胃酸過多所引起的胃痛、胸悶、胃部不適以及噁心等都有效。

這種藥劑剛上市時，被當作是一種「劃時代的抗潰瘍藥」，受到醫師們的好評。以前，消化性潰瘍必須藉由外科手術切除患部，但是現在只要服用這種藥物即可進行治療，真可說是劃時代的進步。

雖然藥物的效果很高，但是經常都有副作用。因此，說明書上會註明「須經醫師指示使用」。

H2阻斷劑的副作用，輕者有便秘、發燒、頭痛、倦怠感、臉部浮腫等症狀，嚴重者甚至會出現再生不良性貧血、肝機能傷害、白血球減少、腎傷害、男性乳房女性化（乳房變大或分泌乳汁）、痙攣等症狀。若要與其他藥劑併用，必須先與藥劑師商談。

使用H2阻斷劑不如使用「自然良藥」

H2阻斷劑最令人擔心的不是它的副作用，而是以下令人印象深刻的事件。

如前所述，H2阻斷劑對於胃部的不適症狀可產生優異的效果，但是，卻有可能因此而延緩發現胃癌的機會。

像胃痛、胸悶等症狀，不僅僅是胃炎、胃潰瘍等疾病的信號，有時也是胃癌的徵兆。因此，在出現這些症狀時，必須考慮也許存在一般胃部疾病以外的疾病。不可以認為症狀消除後，疾病就得到了根本的治療。

從這層意義上來看，高麗菜發酵精是以大自然惠賜的高麗菜為原料，沒有經過任何的化學加工，不會有任何副作用。任何對人體有益的物質都比不上自然的物質。

利用飲食來預防罹患疾病

包括生活習慣病在內的各種疾病，如糖尿病的併發症或動脈硬化等，這些疾病的事前預防都在於飲食。也就是說，A這種物質對身體很好，但是一味的攝取並不好，每天的「飲食」必須注意到整體性。

其中，希望大家都能夠攝取「天然食材」。基本上，平常就必須要擁有均衡的飲食生活，對於缺乏的成分，再進行補強，這是預防疾病的基本觀念。

一般在治療疾病時，醫療現場所進行的治療是找出原因、瞭解病因、改善問題點。

但是，「預防」的情形就不同了。在長期的過程中，尋求該如何避免罹患疾病、延緩罹患疾病。

例如，在罹患癌症之後，一般會進行放射線治療以及使用抗癌藥劑。但是，這些療法會成為新的癌症產生的原因。即使擊潰現有的癌症，但是，日後可能會導致新的癌症發生。這就是目前使用放射線與抗癌劑治療癌症的情形。

雖然體內存在著癌芽，但是，該如何延緩或防止其發展成為癌症？亦即如何與體內的癌芽「共存」而得到長生，這是重點。

即使體內存在癌細胞，但是隨著時間的經過、年齡的增加而逐漸衰老，最後仍然能夠得享「天壽」。因此，癌症並不是可怕的疾病。

事實上，像動脈硬化、糖尿病的併發症、白內障、腎臟機能不全等疾病，都比癌症更加可怕。

由此可以瞭解預防的觀念及想法，並不完全是避免疾病而已。即使體內存在著「病芽」，也能夠將其封閉起來或靈巧的與其共存，過著健康的日子。

因此，要重視每天的飲食。

比補充劑更令人安心的高麗菜發酵精

雖然最近禁煙權的呼聲日益高漲，但是吸煙者年齡層卻有下降的傾向。由此看來，無法離開香菸的愛煙者還是很多。

吸煙過多的人由於體內的抗氧化作用，而導致體內維他命A、C、E大量流失，因此，經常使用補充劑等進行補充維他命，尤其最近受到健康潮流的影響，補充劑的銷售量更是大為提升。

但是，攝取維他命、礦物質等的補充劑，反而會使免疫系統受到不良的影響，造成肝臟、心臟、腎臟等器官的脂肪產生變化，形成負擔。

同樣要攝取維他命、礦物質，與其食用人工合成的製品，倒不如採用純粹的自然食物所提煉的製品。

以自然食物所製造出的「高麗菜發酵精」可以安心食用。這是取自大自然的產物，利用歷史悠久的發酵技術所製造出來的，因此不具有危險性。

第2章 高麗菜發酵精所含的成分

維他命U所含的成分

高麗菜發酵精含有許多有效成分，首先，我們就來談談其最具代表性的成分維他命U。維他命U又稱為高麗菜酊，是高麗菜特有的成分，自古以來被當作治療胃潰瘍等的藥物。

人體內無法製造維他命U，必須經由食物攝取。但是，在我們平常所攝取的食物中，含有維他命U的素材非常少。而高麗菜發酵精含有豐富的維他命U，具有高度保護胃黏膜的效果。

高麗菜發酵精所含的維他命U，對胃黏膜具有如下的作用。

①抑制胃黏膜的損傷。
②增加胃黏膜的血流量。
③增加胃黏液量。
④抑制胃蛋白酶的活性。
⑤抑制胃酸的分泌。

●維他命U具有預防胃潰瘍、保護胃黏膜的作用

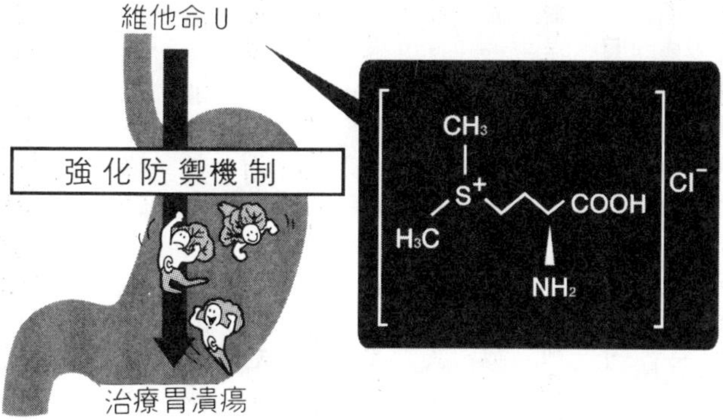

此外，更被確認具有「促進細胞分裂的作用」、「促進蛋白質合成」、「組織的修復作用」、「消化管黏膜的保護作用」等。最近，維他命U的效果透過媒體的報導，受到矚目。

維他命U抗潰瘍作用的構造

大家都知道維他命U是抗潰瘍的物質，而其整體的構造目前尚未完全闡明。

不過，其中有幾項是大家所熟知的，那就是「能夠提高血流，增強胃壁」，此外，還有「提高胃黏液的分泌、強化胃黏膜」等的作用。

胃黏膜在潰瘍的防禦因子中，發揮了很

日本獨特的奇蹟的發酵食品

談到發酵時，大多數的人都會回答「藉著微生物的作用做出酒、味噌、醬油、醋、麵包、乾酪、優酪乳等食品」。發酵技術可以用來製作抗生素、維他命、荷爾蒙、消化酵素劑等醫藥品，也可以當作各種化學工業的原料，甚至可以淨化自然環境等，是一種應用範圍廣泛的技術。

其中有些是存在於光鮮亮麗的領域中，有些則是存在於寂靜、樸實的領域中，這可以說是聚集人類英明智慧的發酵技術被廣泛的應用。有人說「發酵是一個不可思議的神秘世界」。在研究發酵的學者中，也有人說「發酵可以說是一種奇蹟，到目前爲止，它還有許多無法證明的部分」。

日本人使用這種不可思議的方法去除河豚卵巢的毒。在石川縣金澤市的周圍或是能登地方，有「河豚卵巢的米糠醬菜」這種傳統食物，那是一種將有毒的河豚卵巢當作原料所做成的獨特食品。一般一個大型的河豚卵巢，可以毒死二十個人左右，是一種劇毒。

將這種含有劇毒成分的物質，藉由微生物的力量加以發酵，使它成爲無毒的食品，可說是非常罕見的。

國人利用生活智慧生產出強烈的發酵食品。製作方法是將河豚的卵巢以三十％以上的鹽來醃漬，可以保存半年至一年。醃漬二~三個月再更換新鹽，重新醃漬。

大約一年後取出卵巢，然後再用米糠浸漬。加入少量的麴以及醃漬沙丁魚等的醃漬醬汁來醃漬。上面放上重石，大約經過二年以上的發酵，讓其熟成。可以直接連米糠一起吃，也可以再用酒糟浸漬一個月，做成酒糟醬菜。

這種令人驚訝的發酵技術，可說是具有獨特風土智慧的結晶，讓日本成爲發酵的「技術大國」。

大的效用，被認為具有抗氧化作用。增加胃內的黏液，可以提升抗潰瘍作用。

第二，當出現潰瘍等傷害時，能夠發揮快速修復胃黏膜的作用。這點證明了維他命U具有抗氧化作用。

尤其要強調的是，高麗菜發酵精所含的維他命U並不是化學合成物質，而是

「天然維他命U」。像這種健康食品的素材，可以說是非常稀少的。

還包含其他有效成分

高麗菜發酵精，不只含有珍貴健康素材的天然維他命U。

從日本酒、料理米酒等酒類到味噌、醬油、米醋等調味料，甚至是醬菜、納豆等食品，都是利用發酵現象所製成的。發酵是一種微生物複雜的作用，不僅能夠提高食品的營養價值，也能夠產生獨特的風味，並提高保存性。很多新食品都是利用發酵作用製造出來的。

高麗菜發酵精是以高麗菜為素材，使用獨特的發酵技術，成功的使高麗菜發揮出更高的效果。

使用天然素材的高麗菜，經過熟成發酵製成的高麗菜發酵精，含有許多有益於身體的成分，以下針對主要的成分加以介紹。

①異硫氰酸鹽

這是一種離子化合物，像高麗菜等油菜科的蔬菜大都含有這種化合物。除了高

●高麗菜發酵精的成分分析表（100g中）

能　量	361kcal	食物纖維	1.5g
蛋白質	17.0g	糖　質	36.4g
脂　質	16.4g	灰　分	10.3g

維他命

維他命 B_1	0.37mg
維他命 B_2	0.32mg
維他命 B_6	1.85mg
維他命 B_{12}	0.08μg
菸鹼酸	3.96mg
維他命 K	61μg
維他命 U	418mg※

※標示的是維他命U濃縮粉末的分析資料

礦物質、有機酸

鈉	256mg
鉀	4.39g
磷	442mg
鈣	465mg
鎂	219mg
乳酸	27.5g
檸檬酸	60mg

游離氨酸

絲氨酸	290mg	精氨酸	570mg
天冬氨酸	530mg	蘇氨酸●	200mg
谷氨酸	440mg	纈氨酸●	300mg
脯氨酸	210mg	蛋氨酸●	60mg
甘氨酸	130mg	異白氨酸●	190mg
丙氨酸	530mg	亮氨酸●	240mg
酪氨酸	100mg	苯荃丙氨酸●	160mg
組氨酸	120mg	賴氨酸●	150mg

●必須氨基酸（無法在體內合成，必須從體外攝取）

麗菜之外，蘿蔔、綠花椰菜、大頭菜等，也含有這種辣味成分。

異硫氰酸鹽具有抗菌性、酵素阻礙作用，根據最近的研究結果顯示，也具有很高的防癌效果。經由動物實驗證明，其能夠抑制致癌物質引發癌症的效果，尤其對於在食道、大腸、肝臟、肺等的癌症，更具有制癌效用。

②酚

蔬菜、水果、豆類、糙米、穀類、茶、芝麻、香辛料等，都含有這種成分，具有制癌效果。

③甾醇

動、植物中都含有這種化合物，較有名的是動物體中所含的甾醇，即膽固醇。植物的甾醇如豆甾醇或β谷甾醇等，都被認為具有預防及抑制癌症的作用。

由此看來，高麗菜具有抑制癌症及預防各種疾病的豐富成分。然而，高麗菜經過發酵之後，效果更佳。

④維他命B_1

維他命B_1能夠將糖分完全轉變為熱量，是必要的維他命，也是國人較容易缺乏的一種維他命。雖然以前常見的典型缺乏維他命B_1的腳氣病已經銷聲匿跡，但是經常感到沒有元氣，也是一種潛在型的維他命B_1缺乏症。

維他命B_1不足時，無法供給腦部足夠的能量，會出現精神疲勞、焦慮、不安等症狀，甚至會出現憂鬱症。

有人說「腳氣病並不是過去的疾病」。的確，有些醫生也指出，腳、臉部的水腫、手腳麻木、強烈的疲勞感或倦怠感、視覺鈍化、肌腱反應異常、心悸、心律不整、心臟肥大、心電圖出現異常、食慾不振、氣喘、頭痛、頭暈等，都是潛在型腳氣病患者會出現的症狀。

⑤維他命B_2

這種維他命與成長有關，與酵素之間的關係比維他命B_1更加密切，缺乏時會導致皮膚發炎。是一種容易缺乏的維他命。一旦缺乏時，會出現皮膚濕疹、口腔、鼻子、陰道等黏膜糜爛、潰爛等。

⑥維他命B_6

與其他的維他命B群一樣，為水溶性。攝取過多時，會自動排出體外，是蛋白質代謝作用不可或缺的維他命。對於蛋白質中氨基酸的形成與分解，具有輔酶的作用。在日常所攝取的食物中以及腸內細菌，都含有維他命B_6，因此不可能會出現缺乏症。

但是，若是大量飲酒或是經常服用避孕藥的人，就有可能會罹患缺乏症。

⑦維他命B_{12}

被稱為造血維他命，與紅血球的生成、再生有關。典型的缺乏症會造成紅血球的生成異常，引發惡性貧血。長期下來，會造成神經系統的損傷，甚至出現步行或平衡的異常。

⑧菸鹼酸

別名菸酸。最近證明充分攝取菸酸，可以減少血中的膽固醇或中性脂肪，對於動脈硬化具有預防及治療的效果。

一旦缺乏之時，會出現皮膚發紅、腸胃發炎、傷害記憶、憂鬱症、焦慮、情緒不安等症狀。

⑨維他命K

維他命K對於抑制出血具有重要作用。K是取自德文凝固（Koagulation）的第一個字母。

缺乏維他命K時，不容易止血，可能會導致嚴重的後果，必須特別注意。維他命K不僅具有凝固血液的作用，也具有抑制血液凝固的作用。亦即對於受傷所引起的出血，具有凝固（止血）的作用，而在平常則具有不使血液凝固的作用，可以說是平衡感相當優異的維他命。

此外，對於鈣質的代謝也非常重要。維他命K缺乏時，會使進入骨骼的鈣質不足，導致骨骼疏鬆。對於月經過多、生產時的出血、消化管潰瘍的便血、血尿、咳血等也有效果。

⑩維他命U

如前所述，維他命U是高麗菜特有的成分，別名高麗菜酊。具有強烈的抵抗力，能夠治療黏膜的糜爛，對於胃潰瘍等具有療效。同時，也能夠提高肝臟的代謝機能與解毒作用，提升對抗疾病的自然治癒力。

⑪礦物質

人體對於礦物質的使用量會因激烈的運動、壓力、女性的生理、懷孕、下痢、老化等而產生變化。平時會經由尿或汗流失，此時必須有效的攝取水分。此外，服用藥物、飲酒、抽煙等，也會使許多礦物質排出體外。

高麗菜發酵精含有各種礦物質，一一介紹如下。

●〔鈉〕

是一種以「鹽分」的形態出現而廣為人知的礦物質，對於細胞內外體液的平衡、血液PH值的保持、胃酸或神經、肌肉的機能，有非常大的貢獻。經常食用加工食品，會攝取過多的鈉，這時要攝取蔬菜水果中的鉀來取得平衡。故鈉與鉀以同樣的比例來攝取較為理想。

●〔鉀〕

與鈉兩者關係著體內水分的控制。此外，對於神經系統、心臟律動的調節、肌肉的收縮、血壓的調整以及細胞營養補給的調節等，都能夠發揮作用。

●〔磷〕

與鈣同樣是形成骨骼、骨頭、牙齒必須的礦物質。此外，還有助於細胞的增殖、心臟肌肉的收縮、腎臟機能的作用等。一般只要攝取含有鈣質的食品，就能同時攝取到磷。但是，持續攝取肉或肉類等加工食品、白砂糖、高脂肪的飲食，容易缺乏鈣或磷等礦物質。

●〔鈣〕

是體內含量較多的礦物質，九九%存在於骨骼或牙齒中，剩下的一%則分佈在血液、體液、細胞內。

「更年期的女性」、「成年男性」、「較少曬太陽的人」、「持續飲用多量酒精的人」、「運動不足的人」、「長期控制熱量攝取的人」、「持續攝取高蛋白飲食的人」、「攝取多量精緻食物纖維的人」、「吸煙者」、「孕婦」、「經常服用含有鎂的抑制胃酸藥劑的人」、「年輕時就切除子宮或卵巢的人」，都是較容易引起鈣質不足的人。

因為缺乏鈣質而引起的疾病，令人印象深刻的是國內急遽增加的骨質疏鬆症。骨質疏鬆症是因為骨中鈣質的減少所致，嚴重時即使是輕微的撞擊都會造成骨折。

要預防骨質疏鬆症，就必須從飲食中攝取足夠的鈣質，有時視情況而需要攝取維他命D或鈣的營養補充劑。

此外，必須每天持續做適度的運動，如此鈣才能夠充分的被吸收。

攝取鈣最重要的時期是在十歲層、二十歲層，必須充分的攝取。一天的必要量為八百～一千毫克。但在中年過後，就必須要避免攝取過多。

●〔鎂〕

鎂有一半以上存在於骨骼或牙齒中，剩下的另一半則存在於細胞液中，作用如下。

一、具有活化體內數百種酵素的作用。
二、能夠幫助基因的DNA或RNA蛋白質的合成。
三、能夠提升腦、神經、肌肉、心肌的作用。
四、與鈣相同，能夠幫助骨骼與牙齒的生成與成長。

⑫有機酸

經由發酵產生的成分就是有機酸。有機酸是酸性有機化合物的總稱，與其相對應的是由礦物中得到的酸（無機酸）。由動植物界中所得到的酸被稱為有機酸。高麗菜發酵精中所含的乳酸、醋酸等的有機酸，具有以下的作用。

一、能夠使新陳代謝順利的進行，也能夠防止有害物質在體內堆積。
二、促使腸內的有益菌變得有元氣，並且排除有害菌，促進整腸作用。
三、活化腸胃，促進消化液的分泌，增進食慾，提升消化、吸收的能力。

⑬游離氨基酸

蛋白質在藉由鹽酸等進行完全的加水分解時，氨也會同時產生游離氨基酸。生物體內的酵素由蛋白質而產生游離氨基酸，對於身體的代謝與維持正常的生理機能而言，是不可或缺的重要成分。

⑭必須氨基酸

植物與微生物都能夠自行在體內合成某些種類的氨基酸，但是動物卻不行，必須由食物中攝取。在約二十種的氨基酸中，無法在成人體內自行合成的有八種氨基酸（賴氨酸、蛋氨酸、色氨酸、纈氨酸、蘇氨酸、亮氨酸、異白氨酸、苯荃丙氨酸）。這些被稱為必須氨基酸，而幼童體內則還缺乏精氨酸和組氨酸，共十種。

這些無法由人類體內合成的必須氨基酸，必須經由食物攝取。因此，期待能夠藉由供給豐富的營養，維持正常的代謝與生理機能，這就稱為「氨基酸的平衡」。

缺乏其中一種必須氨基酸時，就會造成其他種類氨基酸的功能降低，變得容易疲勞、生病等，這是引起身體各種問題的導火線。有些食品中的蛋白質，尤其是植物性蛋白質，容易缺乏必須氨基酸。

氨基酸的合成法可藉由發酵法等工業方式產生，添加於食品中可提高食品的營養價值。此外，為了改善食品的味道和香味，也經常會使用氨基酸。高麗菜發酵精中所含的必須氨基酸是自然而均衡的。

⑮花色玳（花色素苷）

此物質含於紅色高麗菜中，關於此成分，本書會詳加介紹。花色玳對於眼睛有益，這是經由以下的事件而使其機能被發現。在第二次世界大戰中，英國空軍的飛行員攝取多量的花色玳，根據報告指出，「即使在微弱的光線下，也能夠看得非常清楚」，因此這個成分受到大家的注意。

歐洲將萃取出來的色素（花色玳）粉末化，當作醫藥品在市面上販售。不僅能提升眼睛的機能，也證實具有以下各種機能。

- 能夠促進視紫質的再合成（視紫質的合成不足時，會導致夜盲症等）。
- 保護毛細血管。
- 具有抗潰瘍作用。
- 能夠改善循環器官系統的機能。
- 具有消炎作用。
- 具有抗氧化作用。
- 具有如維他命P般的機能（改善毛細血管的伸展性）。

由此可知，以高麗菜為素材所製成的高麗菜發酵精，能夠促使所含的許多成分發揮多樣性的效果。

多彩多姿！高麗菜發酵精的廣泛效果

高麗菜原本就具有許多有效成分，經由發酵技術可以將其效果完全引出。看過本書的介紹後，更可以充分瞭解高麗菜發酵精所產生的多樣化的效果。

現代人的飲食生活不規律以及承受許多壓力，因此容易感到身心疲累。同時也容易因為蔬菜攝取不足，營養不均衡，造成體調崩潰與食慾不振。

很顯然地，現代人的飲食生活有攝取過多肉類或加工食品的傾向，如此會產生不規律的飲食生活↓營養失調↓食慾減退的惡性循環。此時可以利用高麗菜發酵精中豐富的營養素（各種維他命、礦物質、氨基酸、有機酸、乳酸菌）加以補充。

如此便可使體內的代謝與生理機能恢復正常，不僅能夠維持健康，還能夠提高免疫力。有些人雖然沒有罹患生活習慣病，但是卻會感到胃部不適，像這種經常感到胃部不適的人，大多是因為胃不消化所致。

高麗菜發酵精所含的維他命U與氨基酸能夠調整胃的機能，具有活化腸胃的作用。

現在電腦非常普遍，但是像這一類的機器或電視遊樂器，會增加眼睛不必要的負擔。以紅色高麗菜為素材的高麗菜發酵精中所含的花色玳，能夠發揮強力的效果，改善眼睛疲勞。

此外，困擾女性的肌膚問題，是因為每天的飲食內容偏頗、蔬菜攝取不足、生活不規律，造成肌膚失去光澤，亦即因為活性氧之害、新陳代謝惡化、便秘等原因所致。

一旦肌膚持續失去光澤，就會導致肌膚老化，此時可使用高麗菜發酵精，藉由其維他命的作用攻擊活性氧（抗氧化作用），並利用其有機酸改善代謝作用。

此外，乳酸菌具有使腸變得清爽（整腸作用）、改善便秘、恢復光滑肌膚的作用。人體內的細胞會因自然的原理而不斷地老化，但是，若持續過著忙碌的日子，則會因睡眠不足或壓力而增加自然增齡等的要素，導致身心的老化。

對於這些不必要的提早老化的要素，可以藉由高麗菜發酵精豐富的營養素、維他命U、有機酸以及其他維他命的作用來阻止。

關於高麗菜發酵精的各種效果，將在下一章逐一詳盡的說明。

第3章 效果的秘密在於發酵

發酵的歷史

很久以前，在人類還在飲用野生葡萄汁的生活中，偶然地發現了自然發酵的葡萄酒。當人們品嘗到葡萄酒那難以形容的味道後，立即將其應用在日常生活中。後來，人類在將麥及各種食品進行加工時，發現發芽的麥（麥芽）非常甘甜，進而加工做成麵包。

有一次，在很偶然地機會中發現被水弄濕的麵包會發酵，吃起來的味道很好，而且還發現可以將其拿來當作飲料喝，於是就這樣發現了啤酒。

東方人以米或雜糧為主食，發現這些東西發霉後可以釀製成酒。在副食方面，則利用乾燥或鹽漬的方式防止蔬菜或肉類腐敗。

游牧民族將牛或羊的乳汁放置一段時間，使其自然的變成酸乳（優酪乳），將其固體成分搾取出來，則可製成起司。

將各種食品加工製作，經過一段時間後，雖然顏色與形態都會改變，但是卻可以做出保存良好味道的食品，這可以說是一種人類的智慧。在反覆錯誤的嘗試中，製做出發酵食品與發酵飲料。

到了十九世紀，知道了食品的腐敗、酒精的發酵、乳酸或醋酸發酵的原因來自微生物以後，使得食品或飲料的發酵近代化。到了二十世紀中期，在醫藥的領域中像盤尼西林或鏈黴素等發酵製品的新時代登場了。

味噌、醬油、日本酒等，是經過了二千年的栽培，利用具有歷史性的發酵技術，加入近代技術所製作出來的。一些科學家與微生物學家在明治時代末期進行深入的研究，成功的製造出谷氨酸鈉（甘味調味料的成分）以及各種化學物質。

最近經常聽到的「生化技術」，是一種藉用發酵食品或抗生素等的微生物科學技術為起點所發展出來的技術。乍看之下好像是日本獨特的發酵食品，但事實上它是來自於中國。只是融合了日本的風土而將其進行新的組合罷了。

不只是發酵，還能夠留給對方好處

將稻草、米糠、木屑、枯葉、枯草等植物殘渣堆積起來，讓其發酵熟成，這就是農業中經常看到的堆肥。主要是利用植物腐敗菌的力量來進行發酵，發酵最旺盛

「發酵工業」對於環境淨化的貢獻

發酵是藉著微生物的力量，產生分解或合成各種物質的機能。利用發酵進行有用物質的生產，就是所謂的「發酵工業」。現在的發酵工業種類很多，從酒類的釀造到有機酸、氨基酸的發酵工業，甚至也進行抗生素的發酵等。其中最獨特的發酵工業就是「環境淨化發酵」。利用發酵技術處理廢棄物或是排水。

含有多種有害物質的工業廢水，若直接排入河川，會污染環境。一九七〇年頒佈「水質污染防治法」，嚴格監視工業廢水的排放，因此，各企業都在尋求排放廢水的對策。

經過錯誤反覆嘗試的結果，採用微生物發酵的方法處理，這可說是廢水處理的革命。

從施行工業廢水處理法到現在，這種發酵方法被廣泛的推行，其中以「甲烷發酵」與「活性污泥法」爲兩大主流。

甲烷發酵是藉由某些細菌，將廢水中的有機物分解成甲烷和二氧化碳，並將其當作燃料再加以利用。活性污泥法則是將細菌、酵母、黴菌等微生物加入泥土中混合，然後再輸入空氣讓其發酵，使廢水中的有機物被氧化分解，最後變成水和二氧化碳。

工業廢水經由微生物的發酵處理之後，就不會污染海水、河川或湖泊了。

的時期可達到六十℃的高溫。發酵中所堆積的植物組織會因為微生物的分解，使作物成為容易被吸收的形態。

為了讓農作物的生長力更加旺盛，因此，會在農作物中積存各種豐富的微量營養素。

堆肥不僅對作物具有肥料的效果，也能夠在土壤中積存腐植成分，讓土壤具有促進植物生長的效果。當然，堆肥也能夠成為微生物的營養，活化土壤中的微生物，讓土地變得更肥沃，成為植物生根的最理想環境。

由此可知，堆肥的發酵過程對於作物及土壤都有益處。高麗菜發酵精在發酵的過程中，會變成非常適合人類消化管吸收的形態。

總之，發酵品的共通點之一，就是只要和它有關係，「它都能夠給予幫助」。

到中世紀爲止的發酵技術與國人

有發酵王國之稱的日本，其最初有關於發酵技術的報導文獻，出現於中國魏朝的史書『魏書』中。在「倭人傳」中記載二～三世紀時倭人（中國或朝鮮對日本人的古稱）的風俗習慣。從記載中可以瞭解在日常生活中發酵食物非常普及，而最具代表性的就是酒。

從日本發掘出來的繩文土器中可以證實，日本在繩文中期就已經開始製造酒了。另外，在土器的內側還發現了葡萄的種子，判斷當時用來發酵的大型土器一次可以放進七十～八十公斤的葡萄。

最初是利用嘴巴將雜穀嚼碎後，再將其放入容器中儲存，以製造成酒。隨著時代的進步，逐漸發展出應用麴霉來造酒。

日本在知道如何使用麴黴時，就已經知道該如何製麴，也知道如何造酒，更做出了許多嗜好品。經過了三百六十年左右，已經能夠用米麴做米醋，五百年後，

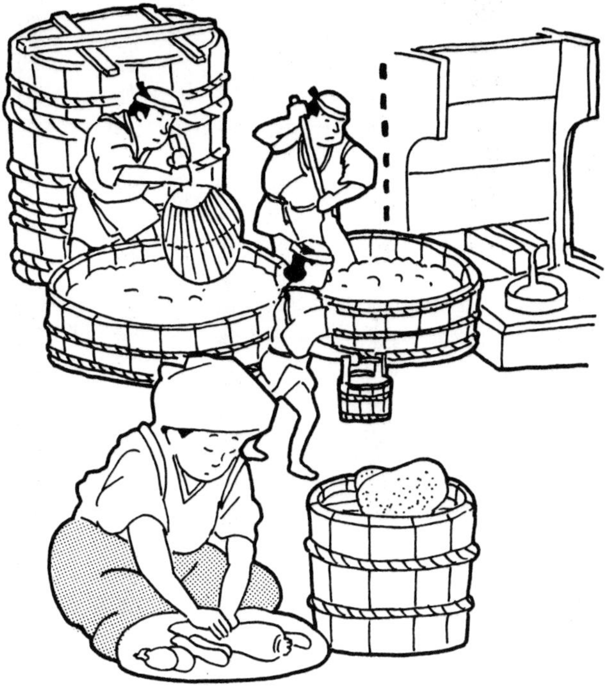

●日本的傳統技術「發酵」

味噌、醬油、醬菜、納豆等食品，是以穀類或蔬菜等爲原料，藉由微生物的力量而製造出來的成品。自古以來，酵母或乳酸菌、納豆菌等微生物，都與國人的生活密切相關。

藉由發酵所產生的氨基酸或有機酸等，增添大家所熟知的發酵風味與美味。

出現了醬油的原型，而經過了七百年，製造出味噌的原型。

根據日本古代的基本法典，亦即七一八年的『養老律令』中的記載，將魚及材料與飯利用重石壓幾天，藉由以乳酸菌為主體的微生物進行發酵作用，而做出「熟鮓」。

一五九三年做出料理米酒，一六一一年蘿蔔的米糠醬菜登場，一六七四年製作出柴魚片的發酵保存食品。

由此可以看出日本後來發酵技術的進展，這一點也可以由日本的發酵技術居於世界首位而得到證明。

現在，

「能夠滿足國人的，就是高麗菜發酵精」。

經過發酵提升效力

以往的發酵食品大多以大豆為中心。最具代表性的食品就是味噌、醬油、納豆等。味噌是由大豆、米、麥等配合發酵而成；醬油是以大豆、小麥為原料，利用麴發酵；納豆則是大豆利用納豆菌發酵而成。

這些都是大豆的發酵食品，其健康效果自古以來即被認同。大豆本身即含有對人體重要的營養素，但是為什麼還要特別加以發酵呢？

在現代，其回答可能是「發酵後能夠產生強力的抗氧化性」，但是，以前的人根本不知道何謂「活性氧之害」與「抗氧化作用」。他們是經過長時間的經驗累積，從發酵的過程中瞭解到其能夠增加食品的效力。

不只是大豆而已。

本書所介紹的高麗菜發酵精，不僅具有高麗菜本身所具有的抗氧化作用，也具有其他的各種效用，經過發酵後更能夠提高效用。

藉由發酵引出微生物不可思議的力量

發酵是「酵母、細菌、黴菌等的微生物，將有機物加以分解或氧化還原，變成有機酸類、酒精、二氧化碳等的作用」。例如，蛋白質分解後，其分子會變小，讓人體容易吸收。但並不只是如此而已。

類黃酮等的植物色素，被稱為非營養素的物質，可被代謝，具有抗氧化作用，被當作預防癌症的物質。

在此，要特別強調的是，藉由發酵作用，細菌本身還能夠製造出新的抗氧化物質。

不只是發酵，事實上還綜合了各種機能與作用。不只是我國，世界各地也都在利用這種發酵技術。

自古以來，人們便將微生物所具有的不可思議的力量，靈活地運用在日常的飲食生活中。或許這正證明了為何人類愛用這種守護生命的食品。

如前所述，在發酵的過程中，細菌本身能夠產生更強的抗氧化能力。現在我們就來看看乳酸菌生產物所擁有的抗氧化力與免疫力。

所謂的乳酸菌發酵，就是能夠使醣類發酵製造出乳酸。與此有關的菌就是乳酸菌。目前已被確認的乳酸菌共有三百三十多種。

利用「乳酸菌發酵」的發酵食品中，都是藉由乳酸菌的作用。此外，也在乳酸菌中發現具有抗氧化力。高麗菜發酵精就是充分兼備這種乳酸菌發酵威力的素材。

發酵食品能夠使腸變得有元氣

有活力的乳酸菌能夠擊退腸內的致癌物質，且具有吸除致癌物質的機能。因此，各界開始重新評估微生物的各種作用，我們也期待未來會有更深入的研究成果發表。

發酵食品最大的優點在於能夠強化腸子。人類的腸內擁有約一百種、一百二十兆個細菌生息著，其中包含了有益菌及有害菌，同時也包含了會依情況的不同而從有益菌變成有害菌的觀望菌。

有益菌如雙叉乳桿菌、乳酸菌等。有害菌則如魏式梭狀芽孢桿菌、大腸菌等，在腸內會造成腐敗，製造出有害物質，甚至產生致癌性物質。

為了維持身體的健康，要讓腸內的有益菌經常保持元氣，處於優勢狀態。如果有益菌非常活躍，則能夠防止便秘、下痢，增加抵抗力，避免病原菌的侵襲。

要增加有益菌並提升其在腸內有元氣，就必須藉助發酵食品的力量，而最具代表性的就是高麗菜發酵精。

腸內出現失調狀態

腸內細菌的「棲息地」就是我們的腸。簡述如下。

從十二指腸開始到肛門為止，人類的腸全長約為七～九公尺，分為小腸（十二指腸、空腸、回腸）與大腸（盲腸、結腸、直腸）。小腸的長度約有五～七公尺，佔了腸的大部分。消化及營養物的吸收都由小腸進行。

食物從口進入到腸的下部，大約需要三～四小時，而通過大腸經由肛門排出，則大約需要二十四小時。

腸內約有一百種、一百二十兆個之多的細菌。雖然細菌的種類繁多，但是最重要的，就是要讓乳酸菌等有益菌佔優勢。

腸內細菌是相同類群的聚集在一起，這種聚集稱做「腸內菌叢」，因其看起來像「花叢」、「草叢」而得名。為了要使腸內菌叢保持安定狀態，因此，腸內的有益菌必須要能夠抑制周圍的有害菌。

隨著老化、營養失調及壓力等，腸內菌叢產生變化。這種狀況持續下去，會使得腸內的有害菌佔優勢。為了避免這種情形的發生，必須要使能夠產生作用的有益菌大量的棲息於腸內。

乳酸菌的抗腫瘤效果

近畿大學的久保道德教授曾指出「免疫系統最發達的是腸，乳酸菌的優勢能夠強化腸內菌叢的免疫力，有效預防、消除許多現代病」。利用扮演著重要角色的乳酸菌進行發酵，而製造出來的就是高麗菜發酵精。

乳酸菌在腸管內扮演著重要的角色。根據許多報告指出，其對於維持與增進人類健康具有效果。

信州大學農學部的細野明義教授，對於乳酸菌的抗癌效果進行了以下的實驗。他首先將癌細胞（腫瘤一八〇）移植到老鼠的皮下，然後給予乳酸菌，調查腫瘤抑制率。結果發現給予乳酸菌的老鼠其腫瘤抑制率較高，證明了乳酸菌可對免疫系統產生作用，抑制腫瘤的形成。其他還有許多有關於乳酸菌有效性的報告。

高麗菜發酵精中所含有的乳酸菌，以及所產生的乳酸與乳酸菌生產物，被期待

●乳酸菌對於腫瘤180的抗腫瘤效果

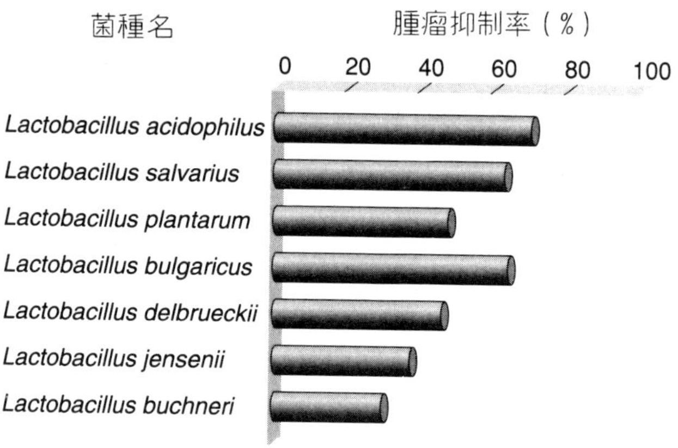

具有多種的機能性。

根據帝京大學藥學部山崎正利教授的報告指出，「高麗菜比干擾素（病毒抑制因子）或免疫增強劑（抗癌劑）更具有提高白血球機能的效果」。

利用乳酸菌使高麗菜直接發酵所製成的高麗菜發酵精，兼具了高麗菜與乳酸菌的優異機能，成為一種藉由發酵，使高麗菜成分變得容易吸收的新時代的健康食品素材。

結合發酵技術精華的高麗菜發酵精

藉由微生物的發酵作用，增加有益菌使腸變得強健，不但能夠維持健康，也能夠使人長壽。日本是世界著名的長壽王國，理由之一就是自古以來即攝取發酵食品。

但是，有人說國人的腸子變弱了，這是因為以歐美化肉食為主的飲食生活，使得腸內的有害菌增加，這也是造成大腸癌的原因之一。

要維持身體的健康，就要持續攝取發酵食品，但是，不能因為發酵食品有益於健康就過量攝取。

事實上，吃高麗菜發酵精是最適合也是最有效的方法。

攝取適量的高麗菜發酵精比攝取一般的發酵食品，具有更高的效果。高麗菜發酵精不僅含有人體無法合成的必須氨基酸，同時也含有多種游離氨基酸。

根據實驗證明，發現發酵中所使用的乳酸菌的死菌，也具有抗腫瘤效果以及增強感染抵抗力的效果。

高麗菜發酵精是融合了自古傳承的發酵技術與現代的生化技術而誕生的，對於現代人而言，是個強力的幫手。

第4章

對腸胃較弱的人有效的高麗菜發酵精

高麗菜發酵精的最新資料

在此所介紹的，是於一九九八年所進行關於高麗菜發酵精的各種實驗資料。其內容在其他章節中也重複過，在此，為了要讓讀者更具體的明白其數值，而使用新的資料來加以說明。

關於高麗菜的研究歷史悠久，但是，關於高麗菜發酵精實驗資料的收集從現在才開始。或許有些人會認為這是個「老舊」的實驗。

維他命U的別名MMSC

對土撥鼠注射會產生潰瘍的組胺，結果發現維他命U的成分可以使土撥鼠不容易產生胃潰瘍。有些專家認爲這種成分不能列入維他命類，但本書則不認爲如此，因此採用維他命U的稱呼。

維他命U通常被稱爲MMSC（甲硫基丁氨酸硫化氯），臨床上確認其具有優異的效果，四十年前就被當成腸胃藥的主要成分來使用。

維他命U具有增加胃黏膜血流、促進組織修復的作用。但卻沒有抑制胃酸的作用。總之，維他命U對於潰瘍的作用並不是抑制胃酸的作用，而是保護黏膜所產生的作用。

胃黏膜會因爲刺激成分或壓力等所產生的活性氧而受傷，維他命U被認爲具有去除活性氧的效力。

根據以下實驗的結果，確認維他命U具有保護胃黏膜的作用。

①對老鼠經口餵食會產生胃黏膜壞死的物質（無水乙醇或鹽酸乙醇等）。

②餵食後經過一個小時，胃體部產生嚴重的黏膜傷害。

③但是，若在餵食誘發壞死物質的三十分鐘前餵食維他命U，則發現胃黏膜的傷害會因維他命U的用量比例而受到抑制。

由這個實驗可以證實維他命U具有強力保護胃黏膜的作用。除了如本文所介紹的之外，更經由實驗證明維他命U還具有其他的效果。

從這些資料中可以看出「胃潰瘍的預防效果」、「抗氧化作用的效果」、「預防肝傷害的效果」等結果。

◎資料1　胃潰瘍的預防效果

高麗菜發酵精含有豐富的維他命U，即具有保護胃黏膜、預防胃潰瘍的效果。實際上也曾利用老鼠來調查這方面的效果。

方法是將老鼠分為三組，第一組餵予蒸餾水，其他兩組則針對高麗菜發酵精的濃度及餵食的次數進行變化。餵食後二小時，將老鼠拘禁在周圍都是水的環境中，限制其行動七小時，像這樣給予壓力以誘發胃潰瘍。

結果發現，餵食高濃度高麗菜發酵精的老鼠能夠抑制胃潰瘍的發生，由此可證明，高麗菜發酵精極具預防潰瘍的效果。

對照老鼠胃黏膜的圖片，發現沒有餵食高麗菜發酵精的老鼠出現線狀潰瘍，也就是已經誘發了潰瘍。

雖然已經確認餵食高麗菜發酵精的老鼠，其黏膜組織有出血的現象，但是卻也抑制了潰瘍的發生。對於這種預防潰瘍的效果，學者們認為，是高麗菜發酵精中所

●高麗菜發酵精預防胃潰瘍的效果

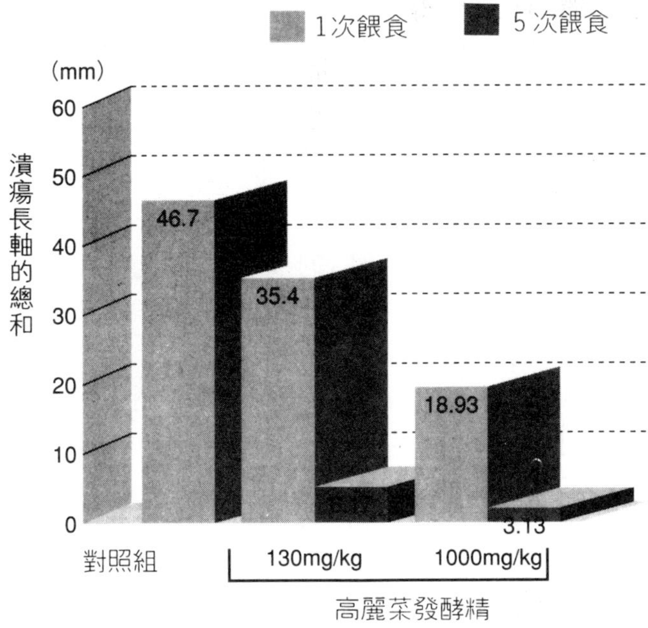

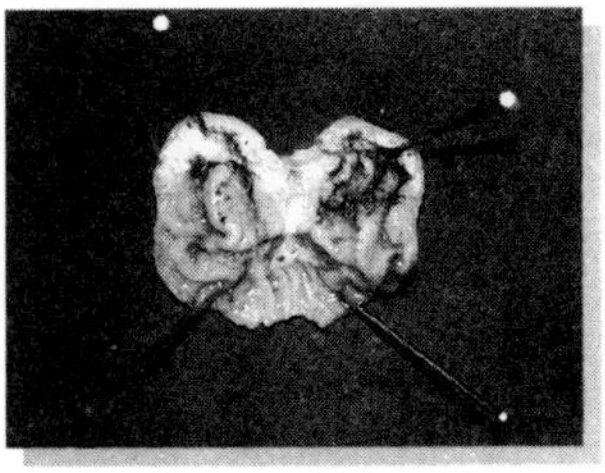

對照組

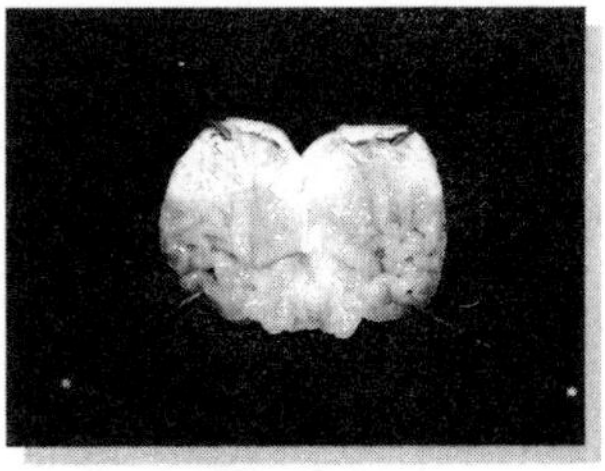

高麗菜發酵精
130mg／kg 5次餵食組

含的維他命Ｕ所產生的作用。

對於處於各種壓力環境中的現代人的胃而言，高麗菜發酵精應該能夠成為強力的「幫手」。

◎資料2　抗氧化作用的效果

活性氧會對人體造成各種傷害，同時也是引發各種疾病的導火線。高麗菜發酵精被證實能夠抑制活性氧，具有抗氧化作用。

一般測量抗氧化作用的方法是，測量ＳＯＤ（超氧化歧化酶），即測量體內的酵素活性。ＳＯＤ是去除因精神壓力、有害物質、疾病等原因而使體內產生多餘活性氧的酵素。

ＳＯＤ能夠去除體內會導致癌症等疾病原因的活性氧，維持身體的健康。八十五頁是根據調查ＳＯＤ效果的結果繪製而成的曲線圖。

高麗菜發酵精的抗氧化測定是利用1,1–diphenyl–2–picrlhydrazyl（ＤＰＰＨ）來進行。由此圖可知高麗菜發酵精的濃度愈高，其抗氧化能力愈高。

此外，對老鼠進行實驗，將其分為有餵食高麗菜發酵精與沒有餵食高麗菜發酵

●高麗菜發酵精的抗氧化能力

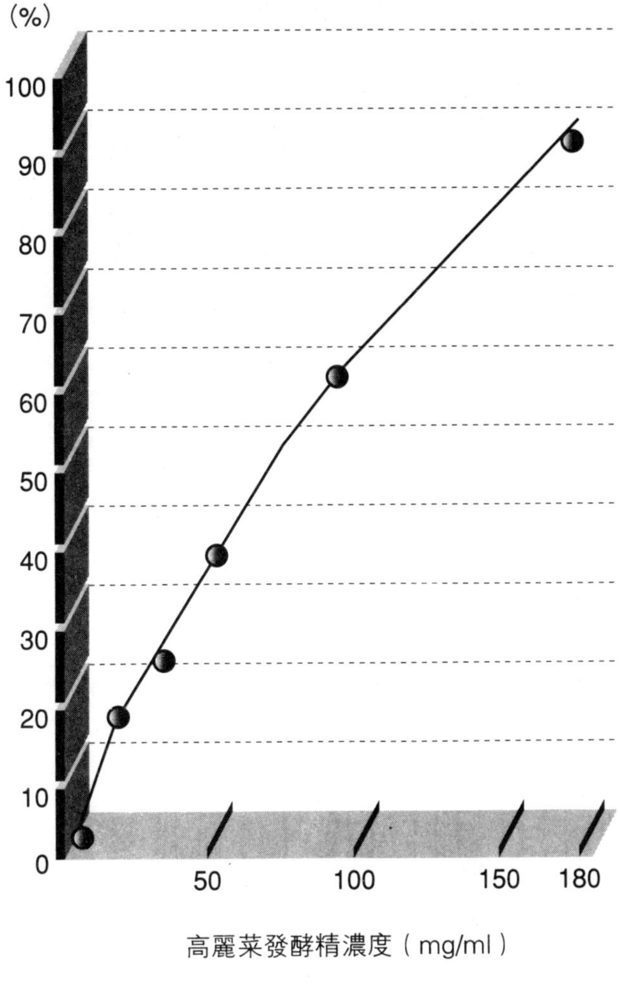

精兩組。利用四氯化碳分別對其進行人為的急性肝傷害，然後再測定老鼠肝臟ＳＯＤ的活性與抗氧化機能。結果發現餵食高麗菜發酵精的老鼠體內ＳＯＤ的活性上升，因此，確定高麗菜發酵精具有高度的抗氧化作用。

為了維持身體的健康，最重要的就是要在日常的飲食生活中，高明的攝取像高麗菜發酵精這種含有高度抗氧化作用的食品。

◎資料3　預防肝傷害的效果

現在是一個精神壓力極大的社會，倚賴酒精紓解壓力的人增多了。肝臟可說是體內最大的臟器，具有分解酒精、解毒及產生血液成分等種種機能，可說是人體內的化學工廠。

高麗菜發酵精除了具有預防胃潰瘍及抗氧化作用的效果之外，還能夠預防肝臟受到傷害。其實驗進行如下。

將老鼠分為餵食高麗菜發酵精與不餵食高麗菜發酵精兩組，然後給予四氯化碳，誘發人為的肝炎。

經過二十四小時之後對老鼠進行採血，經由血液生化的檢查，測定ＧＯＴ和Ｇ

●高麗菜發酵精預防肝臟傷害的效果

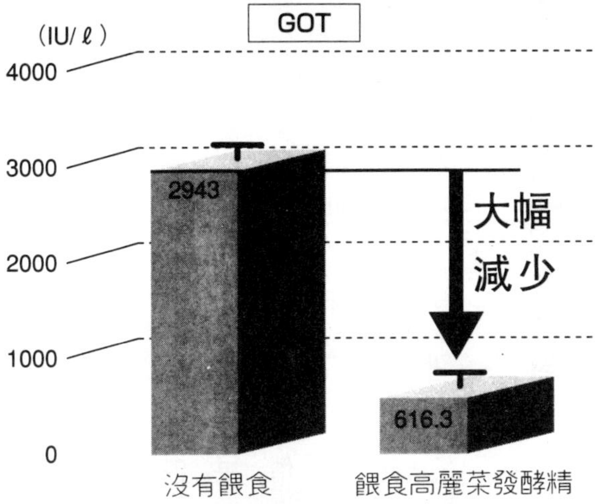

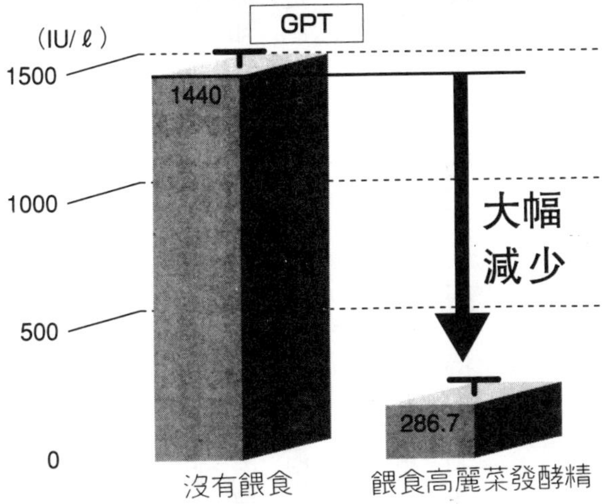

GOT：Glutamic Oxalacetic Transaminase

GPT：Glutamic pyruvic Transaminase

PT的值。

此外，對肝臟進行病理學上的檢查，然後再評定其對肝傷害的預防效果。GOT與GPT是肝臟中含量較多的酵素，GOT全名為「Glutamic Oxalacetic Transaminase」（谷氨酸草酰乙酸轉氨酶），GPT全名為「Glutamic Pyruvic Transaminase」（谷氨酸丙酮酸轉氨酶），是採用酵素名稱的簡稱。

當肝臟受到傷害時，這種酵素會經由受傷的肝細胞流入血液中，此時的GOT與GPT值會比平常高。由實驗結果得知，沒有餵食高麗菜發酵精的老鼠因為肝臟組織的壞死，因此GOT與GPT值提高。而餵食高麗菜發酵精的老鼠則未發現肝臟組織壞死，因此GOT與GPT值較低。

由這個實驗結果可以推測，高麗菜發酵精具有預防肝臟傷害的效果。藉由高麗菜發酵精，可以確保肝臟這個容易造成多餘負擔的化學工廠維持正常的運轉。

高麗菜發酵精的四大特徵

利用天然高麗菜發酵後所製成的多機能性健康食品高麗菜發酵精，可說是隱藏著無限可能性的新時代的素材。事實上，其特徵非常多。

以下舉出四大特徵。

①抗氧化能力

抗氧化能力，是維持健康與預防癌症或老化不可或缺的能力。

高麗菜發酵精在體內能夠發揮強力抑制活性氧的抗氧化能力，甚至在預防癌症的設計的食物中，也是居於高位。

②維他命U

高麗菜所含的成分中，最具特徵的就是維他命U，具有預防胃潰瘍，保護胃黏膜的作用。

維他命U能夠強化體內的防禦系統。

- 增加胃黏膜的血流
- 促進胃黏膜的修復
- 增加胃黏液量
- 抑制胃蛋白酶（胃液中蛋白質分解酵素）的活性

具有這些卓越的效果，對於胃的問題有很大的改善效果。

③獨特的天然發酵素材

利用天然的發酵素材、乳酸菌發酵的過程，以獨特的方法製作。其中含有如下的各種有效成分。

- 具有高自然治癒力的乳酸菌生產物質。
- 改善腸內環境的各種有機酸。
- 維持生理機能的各種氨基酸。

④花色玳

高麗菜發酵精採用紅色高麗菜為原料時，含有花色玳（多酚）的效果。花色玳具有改善眼睛疲勞、提高視力的效果，因為具有高抗氧化作用，所以具有去除活性氧的效力。

高麗菜是我們經常會接觸到的蔬菜，而「發酵」技術也是大家所熟知的，將這兩者巧妙「組合」而產生了高麗菜發酵精。

擁有四十五億年歷史的植物生命力

高麗菜與其他蔬菜等植物，在地球上具有四十五億年的歷史，是直至今日還能夠持續保有其品種的菜類。

棲息在地球上的動植物幾乎都是嗜氣性生物（能夠正常生活在氧氣下的生物，大多數的動植物都是屬於這一類），尤其植物更是具有令人驚訝的強韌生命力。不過，植物並不是一直都在接受氧的恩惠，事實上，活性氧對於維持生命而言是一大敵人。

在長遠的歷史中、嗜氣性的條件下，各種發揮其生命力的植物之間都有微妙的差別。或許是經過了悠久歷史的培育，養成了「防禦活性氧的機能」。根據專家的報告指出，高麗菜發酵精的原料高麗菜含有非常高的抗氧化能力。

自古以來被認為具有「創造精力」、「能夠長生」、「預防疾病」的植物很多。事實上，有些是有科學證明的，並不只是「迷信」或「傳說」而已，它們能夠對抗自然的大敵，擁有強韌的生命力。

現代以更嚴謹的科學角度去看植物，發現它們真的是擁有非常優異的機能，而重新受到評估。其中之一就是被稱為「非營養素」的成分，這是一種具有抗氧化作用的色素。關於非營養素，稍後詳述。

植物具有優異的機能，而高麗菜就是其中之一。藉由發酵能夠強化其有效機能，提升效力。

直到現在才開始進行蔬菜效能的研究

根據各種研究證明，每天的飲食生活中所攝取的蔬菜，能夠防止癌症和生活習慣病。

蔬菜中所含的有效物質及維他命類、胡蘿蔔素類受到大家的矚目。不過，蔬菜中所含的有效成分並不僅止於此。「蔬菜中，尤其是黃綠色蔬菜較好，因其含有豐富的胡蘿蔔素」，這種想法太過於膚淺。

在人類的歷史中，已經持續一段很長的時間攝取蔬菜。而直到不久之前才知道維他命U的存在。在此之前，不只是人類，許多生物都是吃蔬菜的。

沒有任何營養學知識的動物，如狗、貓、猴子等，在體調不佳時都知道要去吃某一種草。事實上，蔬菜中還含有許多以我們現在的「營養學」知識所不瞭解的成分。

蔬菜除了含有維他命、礦物質、食物纖維等成分之外，還含有抗氧化物質或抗變異原物質，以及對抗癌症的物質等。從這一層意義上來看，有關於蔬菜效能的研究，可說是還停留在「研究階段」。

黃綠色蔬菜並非萬能

富含維他命與胡蘿蔔素的這種說法，似乎讓人感覺到過分強調黃綠色蔬菜的有效性。與感染症、癌症、生活習慣病有深切關係的白血球，其構成要素巨噬細胞若能夠充滿元氣，就能夠改善和預防疾病。的確，經常攝取蔬菜的人，其罹患生活習慣病的機率較低。

蔬菜中所含的成分可讓白血球充滿元氣，如此一來，就能夠預防、改善疾病。這一點將在第五章敘述。

通常在治療疾病時，會因為要改善特定的症狀而使用不同的藥物。相對的，白血球的活性化之所以受到矚目，是因為它對於整體的疾病有預防及改善的效果，這一點非常重要。

事實上，不只是黃綠色蔬菜，如高麗菜、淡色蔬菜等，也都因為具有高度的有效性而受到大家的注意，目前已有許多研究者開始著手進行挖掘淡色蔬菜「隱藏的力量」。闡明高麗菜等蔬菜所具有的對於免疫力的直接作用能力，以及對身體細胞的藥理作用。

高麗菜具有高度的有效性，但是，利用發酵技術所製造出來的高麗菜發酵精，更是不容忽視。

蔬菜中的營養分和發酵

我們經常攝取的食品，大多以碳水化合物、脂質、蛋白質、水分等為主，除此之外，就是一些無機質的成分和維他命。

但是，大多數的食品都不包含能夠滿足人類健康必要的營養物質。例如，穀類含有大量的澱粉質，但是卻缺乏蛋白質。含有大量維他命與無機質的蔬菜，卻缺乏碳水化合物和蛋白質。因此，為了要補充身體必要的營養，就必須要攝取各種類的食品，補充其不足的成分。

此外，食品中所含的並非全都是營養素，例如，纖維、樹脂、色素成分等非營養素，對身體而言也都有維持健康的效用。國內的食品成分根據『日本食品標準成分表』（科學技術廳資源調查會編）分成十八大群。標示出一千六百二十一種食品，每一百公克中所含的熱量、水分、蛋白質、脂質、碳水化合物（醣類、纖維）、灰分、無機質（鈣、磷、鐵、鈉、鉀）及其他各種維他命的含量。

一般食品的營養成分以偏有狀態大多分為——

- 熱量供給源食品。
- 蛋白質供給源食品。
- 無機質／維他命供給源食品。

也有這種分法。高麗菜等蔬菜類隸屬於維他命供給源食品類中，但事實上，並不只含有維他命類，也含有其它的營養分。由於發酵的效力，使得這些營養的效力更加提升，同時也加入了新的營養成分。

以高麗菜為素材的高麗菜發酵精，不只能夠提升其原有的營養分，並且藉由發酵而增加了新的營養成分。

蔬菜之王——高麗菜

國人的餐桌上經常出現的蔬菜就是高麗菜，高麗菜與花椰菜、大頭菜同屬於油菜科。高麗菜的野生種生長於地中海的沿岸，在古希臘時代被當作藥用。

日本於幕府時代末期引進高麗菜，當時並不是當作食用，而是作為觀賞用。直到明治時代才真正開始將其當作食用而加以栽培，現在已經是家庭中經常使用的材料了。可以炒、醃漬或做成醬菜等來食用。

我國的高麗菜大部分都是葉子為淡綠色的球狀蔬菜。除此之外，也有紅色的高麗菜與高麗菜芽等。含有對胃潰瘍、胃腸傷害、胃壁再生有效的維他命U（高麗菜酊），以及維他命K等特殊成分。

除了維他命類之外，還含有國人容易缺乏的賴氨酸等各種氨基酸、鈣、磷、鉀等礦物質、食物纖維等。尤其紅色高麗菜中還含有花色玳的色素。目前已經證明這

●高麗菜的分析值（100g 中）

水分		92.4g	礦物質	鐵分	0.4mg
蛋白質		1.4g		鈉	6mg
脂肪		0.1g		鉀	210mg
碳水化合物	醣類	4.9g	維他命	胡蘿蔔素	18μg
	纖維	0.6g		維他命 B_1	0.05mg
食物纖維		1.9g		維他命 B_2	0.05mg
礦物質	鈣	43mg		菸鹼酸	0.2mg
	磷	27mg		維他命 C	44mg

熱量 24kcal

種色素能夠改善眼睛的問題，對於人體也能發揮作用。

擁有廣泛效果的高麗菜，在經過發酵的過程後，更提升了其有效性。這種高麗菜發酵精被確認對於我們平常的健康、美容、疾病的預防或迅速復原大有幫助。

炸豬排添加高麗菜的理由

在餐廳點炸豬排時，一定都會搭配高麗菜。這種組合是非常聰明的。

炸豬排是肉裏上麵衣炸出來的料理，含有大量的油分。一般所使用的炸油都是食用油，也有些是使用豬油。

若將油暴露在空氣中或是加熱做成料理，很

容易氧化而產生活性氧。

從這一點來看，所炸出來的肉也一定含有相當多的活性氧，尤其肉本身的脂肪也非常容易氧化，因此會形成過氧化脂質。

當這種過氧化脂質進入體內時，會使得其他的物質氧化，體內的活性氧增加。因此，雖說炸豬排很好吃，但是還是要適可而止。

另一方面，高麗菜含有非常優異的抗氧化作用及維他命U。一百公克的高麗菜中含有三十毫克的維他命U，能夠充分預防氧化。

一人份的炸豬排配合一盤高麗菜，便能夠對肉類的氧化物質產生抗氧化作用。炸豬排搭配高麗菜的這種組合，對於人體而言是最理想的攝食形態，也可以說是人類的智慧。

高麗菜與發酵技術的巧妙結合

到目前為止，在我國發酵食品的發展過程中，仍持續發揮出其獨創性。發酵是酵母、細菌、黴菌等微生物將有機物（如高麗菜）等素材原料，加以分解或氧化還容易造成體內氧化的炸豬排，要搭配多量具有抗氧化作用的高麗菜。

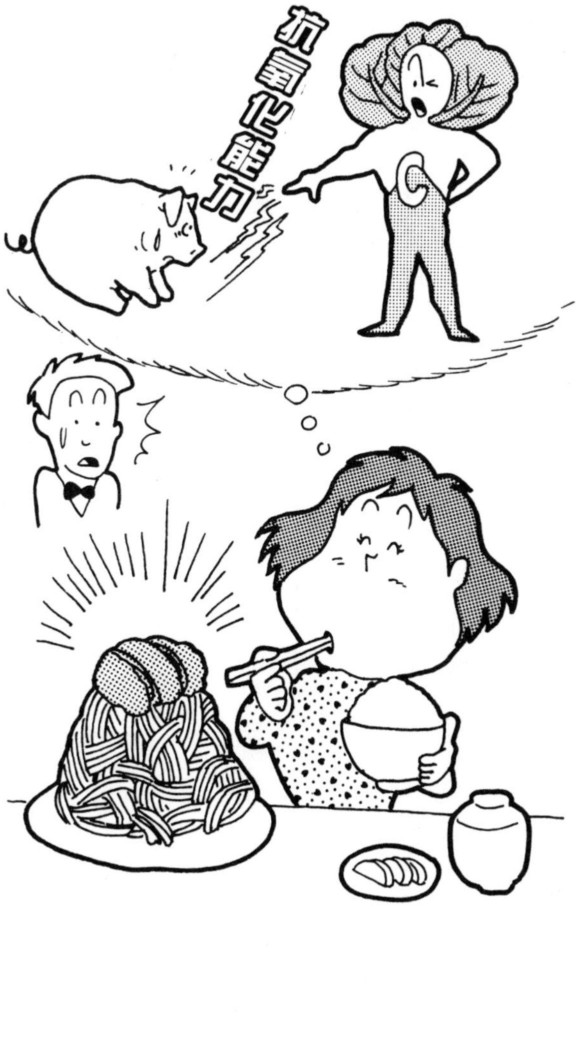

原成有機酸、精、二氧化碳等有用的成分。

微生物在無氧的狀況下進行替代呼吸的作用，將有機物（如高麗菜）變成簡單的化合物，並利用變化時所產生的熱量。

除了將發酵技術應用在酒、味噌、醬油、麵包、起司等食品的製造之外，也應用在消化劑等醫藥用品上，甚至也利用在抗生素、化妝品等有效成分的大量製造上。

在食物方面，發酵時微生物的酵素作用，將不容易消化的食物分解成容易被人體吸收的營養成分。通常在生物體內能夠製造酵素。對於體內所進行的生命活動而言，酵素的作用是不可或缺的。

富含對人體有益成分的高麗菜在發酵的過程中，微生物會將不容易被人體吸收的養分分解，使其成為容易被吸收的養分。除了含有氨基酸、有機酸以及對身體有益的豐富成分之外，也能夠享受其獨特的風味。

在發酵的過程中非常活躍的乳酸菌等有益菌，會在腸內產生作用，改善腸內環境，使得腸內機能更加活躍，對於免疫機能的活性化也有幫助。

來自然界的維他命U與高麗菜發酵精

通常，我們在罹患胃潰瘍時，都會採用各種藥劑來加以治療。然而，這些潰瘍藥中能夠產生作用的成分都存在於自然界中，其中的維他命U就是高麗菜中所富含的成分。

「吃高麗菜不容易罹患潰瘍。」

「吃高麗菜能夠使胃部感到舒適。」

以前經常聽人這麼說，但都被當作是沒有根據的傳言。

最初記載有關高麗菜發酵精的原料高麗菜所含的有效成分的文獻，可以追溯到一九三〇年代初期。

其後在一九四八年時，美國的崔寧博士進行了一項實驗。他餵予罹患潰瘍的土撥鼠高麗菜汁，並且證實潰瘍症狀能夠迅速得到改善。他將高麗菜所含的抗潰瘍成分命名為維他命U（別名高麗菜酊）。維他命U的「U」是英文潰瘍「Ulcer」的第一個字母。維他命是人體不可或缺的物質。博士認為「具有抗潰瘍作用，對人體而言是非常重要的成分」。因為無法歸類在過去的維他命中，因此將這種新的成分命名為「維他命U」。

當時只是認為「高麗菜中好像含有有效成分」，但是，卻一直無法從中獲得具體性的物質，其構造式過了幾年之後才被確認。

現在，維他命U即高麗菜酊被廣泛的應用在綜合腸胃藥中，並被當作一般的藥劑在市面上販賣。罹患胃潰瘍時，吃維他命U的食品，就能夠迅速治癒。採用含有維他命U的藥物，具有非常優異的療效。

高麗菜發酵精所含的有效成分中，最具代表性的就是維他命U。若單獨攝取其成分，例如，攝取天然濃縮精，是否對人體有益呢？當然，能夠攝取到天然的濃縮精是很好的。

維他命U在濃縮精中是眾多成分之一。高麗菜發酵精中除了維他命U之外，也含有許多豐富的氨基酸，這些成分也具有抗潰瘍作用與抗氧化作用，能夠與維他命U產生相輔相成的效果。因此，不管吃任何食物，與其攝取單一的成分，倒不如與其他的成分一起攝取，更能夠產生加倍的效果。

從預防的觀點來看腸胃的疾病，與其利用各種藥物來預防，倒不如平常就攝取高麗菜發酵精等天然素材來預防，這是較明智的作法。

高麗菜發酵精能夠完全維護腸胃的健康

腸胃能夠自行的進行作業，例如，餵食腦死的植物人食物時，其腸胃會自行運作。腸胃能夠區別身體需要及不需要的物質，並進行吸收與排泄。換言之，即使是腦死的患者也能夠確保其腸胃的作用。

原本腦是分泌荷爾蒙的器官，並指揮腸胃及各個內臟進行作用。但是，即使腦沒有下達指令，腸胃也能夠自行判斷分泌消化液，進行維持身體生命活動的作用。由此可知，攝取重要營養素的口至腸胃，對人體而言是非常重要的器官。如果這麼重要的腸胃出現失調而沒有進行適當的處理，那就真的是虧待腸胃了。

高麗菜發酵精含有高麗菜原本就含有的豐富維他命U，在臨床上被當作是治療胃或十二指腸潰瘍的藥物，同時也被認為是使黏膜再生、促進肉芽形成等強效防禦因子的物質。

即使經過發酵過程，維他命U仍然健在

一九九四年北里大學醫學部的渡邊朋惠先生，利用老鼠做實驗。發現維他命U對於酒精性胃黏膜傷害具有預防效果。

由此可知，維他命U是能夠增加保護黏膜的黏液之主要成分，即特殊性糖蛋白質（黏蛋白）。藉此能夠免於因為酒精的傷害而造成黏蛋白降低，而且還具有保護作用，被證實對於胃黏膜傷害具有保護效果。

其他的成分還包括多種的氨基酸、乳酸菌生產物質、天然礦物質、花色玳（含於紅高麗菜中）等，堪稱是營養均衡的物質。

尤其在著重天然維他命U的健康食品素材中，可說是優良物質。高麗菜經過發酵，其機能性更加的提升。高麗菜發酵精所含的維他命U經過發酵，被確認非常安定。維他命U具有抗氧化作用，對於有飲食不規律、偏食以及壓力問題的現代人而言，是獲得健康的捷徑。

在現代這個充滿壓力的社會中，對於高麗菜發酵精的需求將會愈來愈高。

●胃各部位胃黏液含量：對照組以%來表示

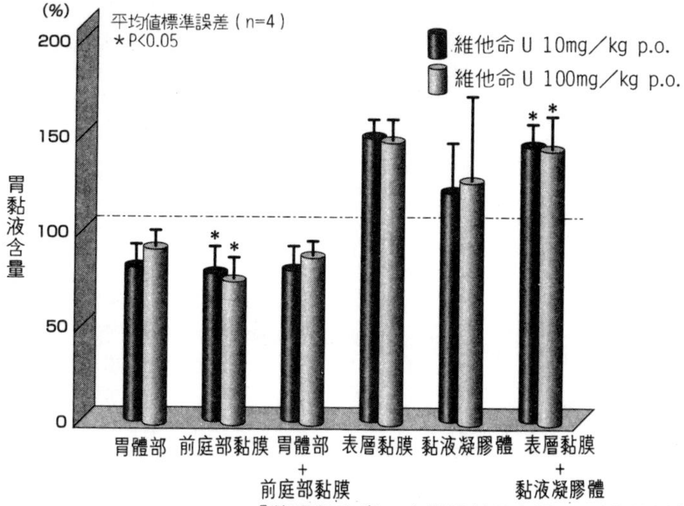

『藥理與治療』（摘錄於 Vol.22 ,No.10,1994）

高麗菜發酵精的抗氧化作用能夠避免疾病

生活習慣病中的糖尿病，可分為胰島素非依存型與依存型兩種。大部分的糖尿病患者為胰島素非依存型。糖尿病目前是國內非常嚴重的問題。有些人很容易罹患糖尿病，尤其長期過著飲食或運動不足的生活的人，更是容易罹患糖尿病。

如果能夠擁有均衡飲食和運動，就能夠抑制發病率。

糖尿病與遺傳有密切的關係，即使基因為隱性，也並不代表一定不會發病。攝食過多與運動不足而引發的肥胖、壓力過大、感染症、增齡以及活性氧等，都是引發糖尿病的誘因。

容易引發糖尿病的體質是無法改變的，但是若能夠改變不良的生活習慣，使其維持良好的狀態，也算是治療糖尿病的一種手段。糖尿病必須要注意的是它的併發症，包括糖尿病性網膜症、糖尿病性腎症、糖尿病性神經症等。

除了糖尿病之外，羅患動脈硬化或癌症也與活性氧有關。如果能夠控制活性氧，則不僅能夠預防生活習慣病，也能夠預防早老性癡呆、帕金森氏症、克羅恩病（回腸末端炎）、免疫不全症等。

最重要的，就是要有效的攝取含有大量抗氧化成分的食品，例如，可以利用高麗菜發酵精等植物性食品來確保健康。

第5章 被期待對癌症、難治之病也有效的高麗菜發酵精

我國胃癌死亡率是世界第一嗎?

每天攝取過多的脂肪、運動不足、精神壓力等，都可能會導致癌症、中風、心臟疾病或其他的生活習慣病等嚴重的疾病。其中，佔日本死亡原因第一位的癌症，預測到二〇一五年為止，將會持續增加。癌症並不是只有特殊的人才會罹患，而是所有的人都可能會罹患的疾病。

根據厚生省（衛生署）於一九九六年發表的「人口動態統計表」發現，長期以來，高居男性死亡率第一位的胃癌，現在已被肺癌取代而成為第二位（女性胃癌為第一位）。這是因為胃癌治療成績提高的結果，事實上，從患者數來看，罹患胃癌的患者還是相當多。在世界上，國人的胃癌的死亡率算是非常高。

大多數的胃癌都沒有初期症狀，頂多是胃痛、胸悶、食慾不振等，很難與慢性胃炎區別。在團體健康檢查的X光檢查中，很容易因為負責者的讀影能力而被忽視，因此，不要以為健康檢查沒問題就表示「無異常」。最近，經常出現團體健康檢查的爭端，事實上，這也是原因之一。

胃癌大致可分為胃型的癌（未分化癌）與腸型的癌（分化型腺癌），其進行方式有很多種。根據癌細胞侵蝕胃黏膜的深度而分成幾個階段。

早期的癌是指侵蝕到胃壁黏膜下層的狀態，若繼續往下侵蝕，就是所謂進行中的癌，侵蝕愈深愈嚴重，大多會轉移到其它的臟器。一般胃癌的初期症狀較輕，大約有半數的人在飯後會覺得胃部有鈍痛感，而剩下的半數則幾乎沒有自覺症狀。在沒有自覺症狀的患者中，一旦出現症狀時，大多是癌症已經進行到某種程度了。此時的症狀大多是心窩疼痛、有膨脹感、胃不消化等。

當胃癌繼續進行時，會有腹部膨脹、嘔吐、打嗝時帶有惡臭、胸悶、貧血、下痢等症狀，並感覺腹部僵硬。

如果高麗菜發酵精能夠早一點被開發出來，相信胃癌或下面將要介紹的大腸癌的死亡人數，就不會增加這麼多了。

大腸癌目前正在急遽增加中

這十年來大腸癌患者的人數急遽增加至二倍以上。在此之前，國人甚少罹患大腸癌，但隨著飲食的歐美化，亦即大量攝取高脂肪、低纖維的食物，使得大腸癌患者逐漸增加。

這種情況持續下去，則死亡率甚至會凌駕於胃癌之上。

大腸癌主要是在結腸或直腸形成癌。結腸癌多半發生於五十歲層的男性身上，而近年來，女性罹患結腸癌的人數也增加，受到大家的注意。癌症發症的顛峰期在六十歲層，而三十～四十歲層的患者逐漸增多，不可以掉以輕心。

持續攝取肉類等高脂肪的食物，會使得血液變得濃稠、污濁，氧或其他重要的營養素無法被運送到各個細胞。一旦體內細胞處於缺氧狀態，就會形成營養不足。

為了使身體擁有元氣而攝取肉類，卻導致反效果，這可以說是非常諷刺的結果。雖然要攝取適量的肉類，但同時也要經常攝取高麗菜發酵精，這是現代人預防疾病的聰明方法。

癌症具有遺傳性嗎？

癌，是否有遺傳性呢？乳癌、大腸癌等有癌症基因的存在，這和體質的遺傳有很深的關係。

另一方面，癌症發生的機制與我們日常生活所攝取的食品有很大的關係。癌症從體內開始萌芽到最後形成所謂癌症的組織，要花很長的時間，其過程非常複雜。如前列腺癌平均需要花上三十六年的時間才會形成。

如本文所述，最初是因爲基因受到傷害而「引發」，稱爲初期癌症。但是，只是這樣並不會形成癌。在此之後必須經過癌的促進化，也就是所謂的「催化或促進」的過程。經過一段很長的時間後，反覆惡化，最後才形成所謂的癌。

我們每天所攝取的食物與癌症的發生有著密切關係。在癌症形成的過程中，是否能夠加以抑制呢？

近年來，對於對「初期化＝引發」的階段具有防止效用的物質，進行深入研究，並積極進行「催化＝促進化」的防治研究。

活性氧在引發過程或促進過程中，都扮演著重要的角色。

後面的階段即關於「惡性化」的詳細機制，到目前爲止都還不清楚，希望未來能對這方面進行研究。

高麗菜發酵精對於各種致癌物質有抗變異原的效果

我們平常所攝取的食品中所含的添加物，已經被證實大多含有致癌物質。這種物質對人體細胞內的基因會直接造成傷害而引起突變，經由體內的酵素作用，會變成惡性物質。前者的代表性物質就是不久之前還被拿來當成食物的防腐劑AF－2，後者就像是烤焦的肉、魚等物質，以及發霉的某種物質，還有像是排放的廢氣以及香菸所含的物質等。

近年來尤其受到大家注意的是烤魚等，這種烤焦物質所含的強力變異原物質（會引發癌症和老化的物質）。

事實上，我們身邊到處都存在著各種會傷害人體的異常物質。因此，進行關於這些物質的產生，以及可以抑制引發不良影響作用的各種成分的研究，結果在蔬菜中發現了許多有效的成分。

農林水產省食品綜合研究所的篠原和毅團體，使用水果、蔬菜四十%的酒精萃取物，對於從燒焦物質中分離出來的變異原物質（Trp－P－2）的抑制效果

「高麗菜發酵精」對抗在體內萌芽的癌

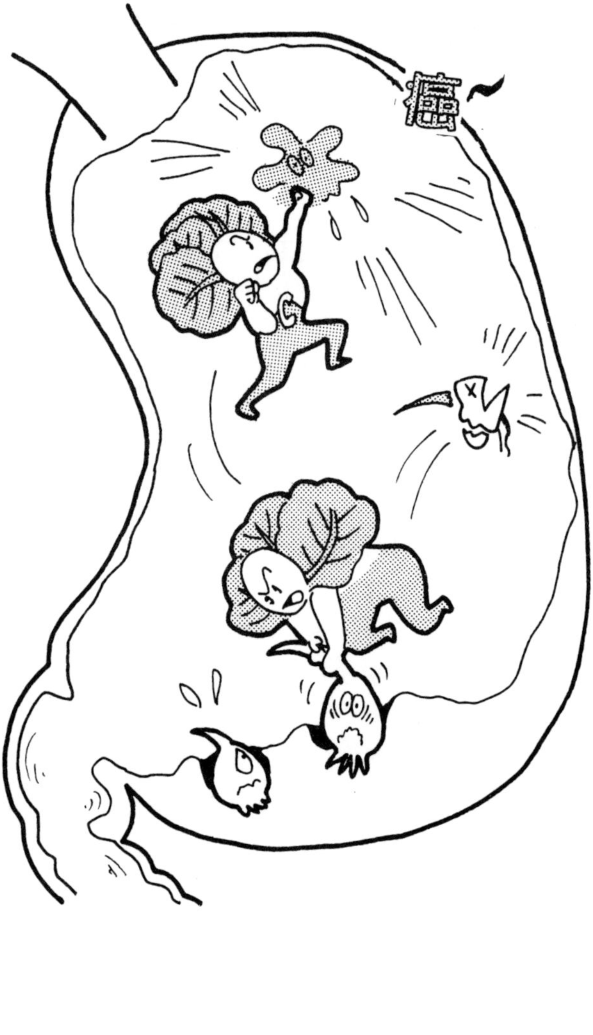

●水果、蔬菜酒精萃取出的可溶性成分對於Trp-P-2變異原活性的抑制作用

水果和蔬菜的種類	抑制率（%）
高麗菜	87.5
小黃瓜	59.4
洋蔥	63.0
青椒	46.8
番茄	73.7
蘋果	51.7

進行實驗。結果發現高麗菜具有八七・五%的抑制效果。

此外，國立遺傳學研究所的賀田恒夫團體，成功的從高麗菜中萃取、精製出抗變異原物質，並證明其對變異原物質具有很高的效果。

使用高麗菜製成的高麗菜發酵精所擁有的抗變異原效果，對於疾病的治療上，具有無可限量的可能性。

消化管是癌症與生活習慣病的病巢

常吃蔬菜、穀物、豆類、水果的人，其腸子較柔軟、沒有皺褶，也比較長，國人大多是屬於這種類型。這種腸子運作較為順暢，能夠順利排出糞便或氣體。

不只是大腸，胃、十二指腸也是一樣。若在日常生活中不關心自己的健康、用餐時間不規律、營養失調、缺乏運動或是精神壓力等，身體很快就會出現異常。

包括癌症在內的生活習慣病，即使在醫學進步的現代，仍是威力無窮，但這不能夠歸咎於醫學「不夠成熟」。

過著不規律的生活、攝取不良的飲食，體內的細胞會經由消化管從血液中吸收到不良的食物。這些食物中不含食物纖維與碳水化合物，只含有大量的脂肪和膽固醇，使得消化管持續受到各種傷害。此時，在消化管中會產生各種疾病，最後引發癌症或生活習慣病。

維持健康的常識是，與其在生病時思考該採取何種有效的治療，倒不如思考該如何避免罹患疾病。總之，就是要學習如何預防。

以蔬菜爲中心的「格爾森」食物療法

德國的馬克斯・格爾森博士所開發出來的癌症療法，被稱為格爾森療法。這種療法在歐美非常有名，是治療癌症的最新療法，受到大家的注意。一九三〇年代，格爾森博士認為「癌症是全身的營養障礙、代謝障礙所引發的疾病」。

我們平常吸入氧氣，吐出二氧化碳。從口吃進食物，經由腸胃分解並吸收營養，再經由血管運送到肝臟。肝臟在消耗各種營養素的同時，也利用酵素作用製造出不同的營養素。

體內這一連串的機制都稱為代謝。事實上，我們體內有著不可計數的代謝機能，要保持代謝機能的運作正常，就必須要有營養素。例如，酵素或是輔酶以及維他命、礦物質等，也是非常重要的要素。

缺乏酵素、維他命、礦物質會引發營養素的不足，導致代謝障礙。格爾森博士為了改善這種營養障礙、代謝障礙，設計出了食物療法。

格爾森療法是藉由改善營養障礙與代謝障礙，提高自然治癒力，自然的消滅癌症。

格爾森療法基本上包括以下三點。

①攝取新鮮的蔬菜，連續補充氧化酵素。

②排除有害物質，強化肝臟。

③充分攝取礦物質。

蔬菜可以水煮或做成湯來攝取。但調理時最好不加任何水分，只使用蔬菜本身的水分來調理。

在此，我們再來看看高麗菜發酵精。高麗菜發酵精不添加任何水分，保有高麗菜原有的有效成分，並富含維他命、礦物質等營養分。

世界著名的癌症療法也推崇蔬菜的效力。事實上，只要飲用高麗菜發酵精，就能夠攝取到這種有效成分。

淡色蔬菜讓白血球充滿元氣

人體內會持續不斷的產生癌化細胞。在正常的狀態下，以白血球為主的免疫監視系統會不斷的確認癌化細胞，並加以去除。

攝取蔬菜中對人體有益的有效成分時，不僅能夠直接抑制細胞的癌化，而且還能夠藉由活化白血球而達到抑制癌化的效果。

最近，證明蔬菜中所含的成分對於白血球的質和量有很大的影響，並且能夠提升免疫力。白血球是由淋巴球、嗜中性白細胞、巨噬細胞所構成的。

被稱為貪食細胞的巨噬細胞或嗜中性白細胞，能夠吞食侵入體內的異物或不良細胞，是人體「最前線的士兵」。例如，餵食老鼠各種蔬菜汁，發現蔬菜中的成分會使老鼠體內的巨噬細胞活性化，產生ＴＮＦ（使腫瘤壞死的因子）。

尤其是像高麗菜、茄子、蘿蔔等的淡色蔬菜，具有強力產生ＴＮＦ的能力。這種強大力量，能夠和醫療現場所使用的免疫賦活劑的作用互相匹敵。

藉由老鼠的實驗得知，各種蔬菜都具有使嗜中性白細胞數增加的效果。一二〇頁上表，是將抗癌劑中的香菇糖當作一百時，嗜中性白細胞增加的情形。與山葵和小黃瓜相比，高麗菜是八十九，其嗜中性白細胞增加活性的情形遠超過其他的蔬菜。

青椒、紫蘇使白血球活性化的能力也比不上高麗菜。即使黃綠色蔬菜含有維他命與胡蘿蔔素，但是這與使白血球活化的效力不同。一般都只注意黃綠色蔬菜，但事實上，關於淡色蔬菜有效性的報告也非常多。

對於癌症的抵抗性，高麗菜、洋蔥、蘿蔔、萵苣等的淡色蔬菜，經由證明得知其抑制癌症的效果與胡蘿蔔一樣。是否只有黃綠色蔬菜才對人體有效呢?我想這應該是落伍的想法了。

「高麗菜發酵精」可以提高免疫力！

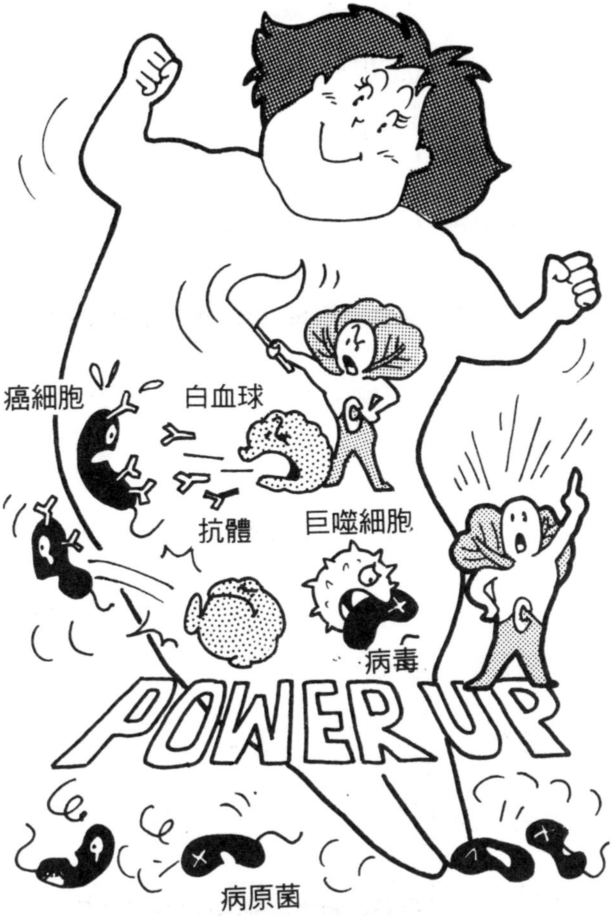

●免疫賦活劑（香菇糖）的活性當作 100 時，
嗜中性白細胞所增加的活性

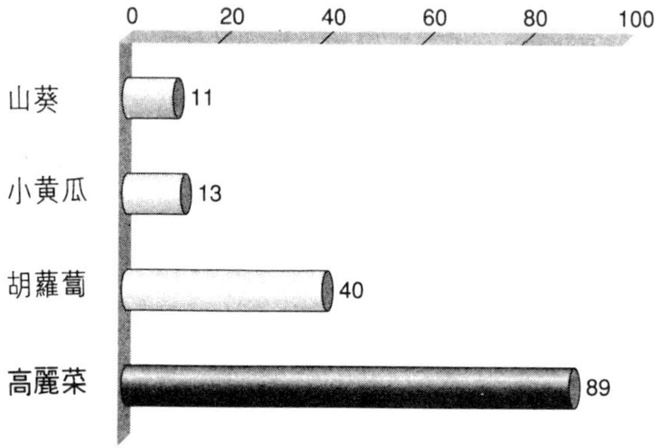

摘錄於（Biosci. Biotech. Biochem.,56(1),150-151, 1992）

●高麗菜使白血球活性化的能力

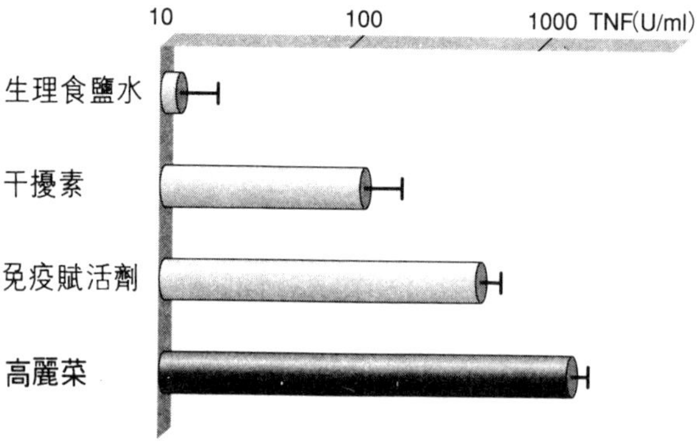

能夠與抗癌劑相匹敵的高麗菜發酵精

高麗菜發酵精是利用獨特的發酵技術使高麗菜發酵，抽取其有效成分而製成的劃時代的新素材。高麗菜中的有效成分經過發酵後，更容易讓人體吸收與分解，而在發酵過程中產生的有機酸，能夠刺激腸胃，具有提高消化吸收力的效果。

在美國「設計的食物」的計畫中，具有預防效果而受到大家注意的蔬菜，就是高麗菜。高麗菜不只含有腸胃藥成分的維他命U，且富含異硫氰酸鹽（辣味成分）這種被期待具有預防癌症的抗氧化作用的成分。

高麗菜與獨特的乳酸菌發酵技術結合，完成了多機能性的健康食品高麗菜發酵精。高麗菜發酵精經過發酵之後，使得各種有效成分能夠更順利的被人體消化、吸收。

此外，也配合其他食物纖維、果寡糖等各種機能性食品的素材。

近年來進行了許多關於黃綠色蔬菜、淡色蔬菜和預防癌症關係的研究。其中高麗菜含有各種抗癌物質與抗氧化物質的成分，受到大家的注意。

例如，利用老鼠進行實驗，發現餵食高麗菜汁的結果和採用干擾素這種抗癌劑所產生的ＴＮＦ（使腫瘤壞死的因子）是同等的。此外，高麗菜也具有抑制大腸癌的成長等多種抗癌效果。

高麗菜發酵精能使巨噬細胞活性化

當人體內產生癌細胞，或是會危害健康的有害病毒或微生物侵入時，體內會產生抗體或分泌免疫物質加以抵抗，具有排除外物的防禦系統。擔任此工作的細胞群有單球、巨噬細胞、嗜中性白細胞、淋巴球、Ｔ細胞、殺手細胞等。

一般治療癌症是利用強化體內防禦系統的免疫療法。當然，平時使防禦系統活性化，以預防疾病的對策是不可或缺的。

這種生物體內的防禦系統，在初期時最活躍的就是巨噬細胞。巨噬細胞也被稱為大食細胞、貪食細胞，當體內發炎或是外傷時，巨噬細胞會變得非常活躍，吞食細胞的殘骸或破片以及被破壞的異物等。在體內可說是擔任清道夫的角色。

不僅如此，巨噬細胞還能夠將吞食異物的相關情報傳達給淋巴球。接收到情報的淋巴球開始進行下一個階段的工作，也就是製造適當的抗體。高麗菜發酵精具有使巨噬細胞產生元氣、活性化的作用。

高麗菜發酵精也能夠降低膽固醇

我們都知道高麗菜具有活性化免疫機能的效果，但其降低膽固醇的效果也受到大家的矚目。

在社區或公司的健康檢查或診斷中，有很多人都被告知「膽固醇過高」等。衛生單位也不斷的呼籲必須減少膽固醇。為什麼膽固醇的值不可以過高呢？當血清中的膽固醇或中性脂肪增加時，就容易罹患高脂血症。高脂血症是一種「無法言喻的疾病」，沒有自覺症狀，而且會在不知不覺中罹患。一旦這種高脂血症的狀態持續下去，脂肪便會附著在動脈壁上，提高了動脈硬化的可能性。高脂血症可說是動脈硬化的最大危險因子。

若說動脈硬化佔國人死亡原因的第一位並不為過。國人三大死因中的其中二個，即心臟病及腦中風，而高脂血症就是引發這些疾病的關鍵。

●血清膽固醇量的變化

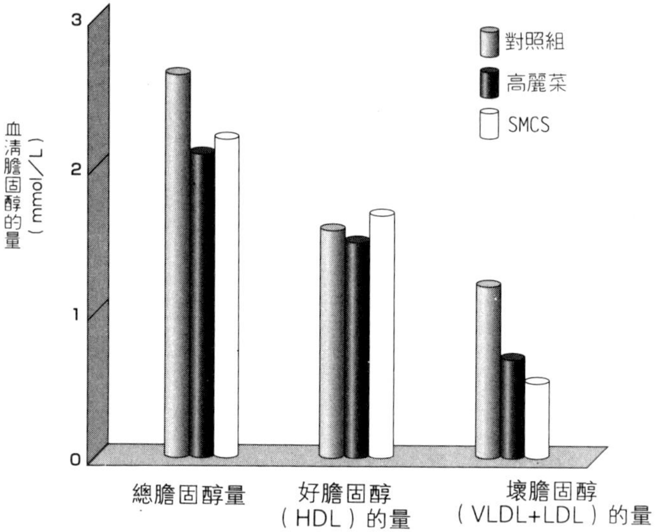

膽固醇包括數種。我們經常聽到的就是好膽固醇（HDL）、壞膽固醇（LDL、VLDL）。壞膽固醇（LDL）是經由血管輸送，動脈的內皮細胞會因為高血壓、高脂血症、血小板等而受到傷害，此時壞膽固醇很容易趁虛而入，導致動脈硬化。

相反的，好膽固醇分佈在體內各處，具有去除多餘膽固醇的作用。好膽固醇較多，細胞內就不容易有膽固醇沈積。因此，當壞膽固醇值高時，就必須留意了。

東京農工大學農學部的矢崎一三教授所進行的研究中發現，被移植癌而呈現高膽固醇狀態的老鼠，在餵食高麗菜汁後，血清中的膽固醇值減少了。更令人驚訝的是，好膽固醇值並沒有發生變化，只有壞膽固醇值減少了。

從這個作用機制中可以瞭解，高麗菜的成分可使膽固醇變成膽汁酸時的酵素活性化，而使膽固醇減少。與此作用有關的重要因子，就像是高麗菜、花椰菜等油菜科植物中所含的S—甲基半胱氨酸硫氧化物（SMCS）。用SMCS餵食老鼠，結果與高麗菜一樣，可減少膽固醇。

高麗菜具有減少膽固醇的作用，因此也被期待具有預防高脂血症、動脈硬化的效果。為了守護健康，可藉著攝取高麗菜發酵精確實預防生活習慣病。

體內無法合成的必須氨基酸

體內所需要的必須氨基酸無法在體內合成，因此必須經由食物攝取。

由五十一頁的表可知「一百公克的高麗菜發酵精中氨基酸的含量」。那麼，人類一天必須要攝取多少量的必須氨基酸呢？

從兒童到成人，必須氨基酸的需要量逐漸變少，詳細的情形如一二六頁表所

●必須氨基酸所需量（體重 1kg 的所需量）

	幼兒	學童	成人
蘇氨酸	87	35	7
纈氨酸	93	33	10
蛋氨酸	58	27	13
異白氨酸	70	30	10
亮氨酸	161	45	14
苯基丙氨酸	125	27	14
色氨酸	17	4	3.5
賴氨酸	103	60	12
組氨酸	28	0	0
精氨酸	–	–	–

示。其中的組氨酸是幼兒期發育階段所必要的。

精氨酸是較特殊的氨基酸，雖然能夠在體內合成，但是在成長期中，其合成的量無法滿足所需的量，因此必須由外部攝取。

請各位再度比較一下「一百公克的高麗菜發酵精中的氨基酸含量」（五十一頁），就可以瞭解其中所含有的氨基酸是多麼的豐富。

含有這麼多氨基酸的健康食品十分罕見。富含構成身體的重要氨基酸的高麗菜發酵精，對現代人而言，是預防癌症的好幫手。

高麗菜發酵精中的維他命、礦物質共存

高麗菜發酵精含有多種的有效成分。其中的維他命是有機物，而礦物質是無機物。這兩種必須營養素要互相配合才能夠產生作用。

以下說明它們之間相互的關係。

- 維他命C——改善鐵的吸收
- 鎂——是代謝維他命C所必須的
- 磷——吸收煙酸（菸鹼酸）時所必要的

由此可知，兩者彼此之間有著非常密切的關係。此外，還有許多未知部分有待今後的研究。

高麗菜發酵精能夠使維他命與礦物質巧妙的共存。對於癌症或難治之病以及其他的生活習慣病，具有卓效性。

高麗菜發酵精能夠提高免疫力以對抗癌症和難治之病

在這十年間，免疫學有非常大的進步，關於白血球的機能，有更詳盡的解析。其中之一就是關於白血球的主要機能，亦即「白血球分泌細胞分裂素」。細胞分裂素是淋巴球或巨噬細胞所生成的物質，具有連接生物體內不同的細胞的作用。

例如，造血系統的細胞與免疫系統的細胞之間，藉由許多細胞分裂素形成網路連結，進行各種情報的交換。這種細胞分裂素的量增加，可以促進白血球的活力。而高麗菜發酵精的有效成分，不僅對人體機能有直接作用，也能讓白血球產生元氣，抑制難治之病的發生。

此外，也能促進腸管或消化管的免疫力提高，避免罹患疾病，並且防止異物侵入消化管，具有抑制食物過敏的效果。

第6章 高麗菜發酵精的美肌效果

美麗的肌膚永遠是女性的憧憬

本章我們來探討高麗菜發酵精對肌膚的美容效果。美麗的肌膚對女性而言是「美的象徵」，即使體態婀娜，但是肌膚粗糙，仍會破壞整體給人的印象。無論用何種化妝品美化，還是比不上健康的肌膚。剛出生嬰兒的肌膚光滑，是多少女性所嚮往的。現在女性肌膚出現的問題，最具代表性的就是斑點、面疱、腫疱等。女性的肌膚出現問題就代表老化，同時也顯示出內臟的衰弱。所謂「肌膚是內臟的鏡子」，當腸胃衰弱，機能無法正常運作時，肌膚就會變得粗糙，產生斑點、面皰、腫疱等。

中國醫學認為美麗的肌膚能夠反映出人體的健康。身體健康自然能夠保有美麗的肌膚。換言之，五臟六腑健康、氣血充足，就能夠擁有美麗的肌膚。

隨著年齡的增加、生活環境的改變，肌膚會產生各種變化。市面上新的化妝品不斷問世，即使利用乳液、保養品等以及各種化妝技術想使自己變得更美麗，但是若無法讓內臟恢復健康，則永遠無法恢復美麗的肌膚。

現代女性是否真的變漂亮了呢？

最近的女性比以前漂亮多了。周圍看到的大多是「美人的臉孔」。但是，仔細看看，是否眞是如此呢？和以前比起來，臉部的化妝不同了，變得歐美化，較瘦長。臉部輪廓變得很明顯，鼻子變得高挺。從這一層意義上來看，是可以說「美人增多了」。

再加上化妝的時代以及技術較以前進步，因此，產生了非常大的問題。即使妝畫得再美，年輕女性的肌膚問題仍然存在。亂用各種化妝品、不規律的飲食生活和生活環境等，使肌膚在不知不覺中受到傷害，等到注意到時，通常都已經到了無法挽回的地步。因此，對於生病的肌膚不可以置之不理。對女性而言，什麼是眞正的美？

不只是外表，眞正的美應該是可以長時間保持的。

皮膚的構造和機能

高麗菜發酵精能夠恢復美麗的肌膚。為了保持美麗的肌膚，首先必須瞭解皮膚的構造。

我們的皮膚大約有二公釐厚，由表皮與真皮所組成，其下為皮下組織。通常肌膚保養能夠產生效果的，僅止於表皮到真皮的皮膚淺部而已。表皮的厚度大約〇・二公釐，其中包含了好幾層的構造。

表皮的最外層是角質層（角蛋白層），其表面有油層覆蓋，稱為皮脂膜。表皮的最內側稱為基底層，表皮的重要細胞角蛋白細胞在此生成。然後逐漸往外側推擠，經過十四天左右，角蛋白細胞會被推擠到皮膚的表面。隨著細胞核的消滅而角蛋白化，這就是角質層。

角質層能夠防止皮膚的水分蒸發，保護皮膚，最後會變成污垢而脫落，然後由下一層的角質層所取代。表皮的下面就是真皮，裡面有血管、神經、立毛肌，具有調節寒暑的作用。真皮是由連接表皮的凹凸層和其下面的網狀層構成。網狀層內部

●皮膚的構造

表皮的構造

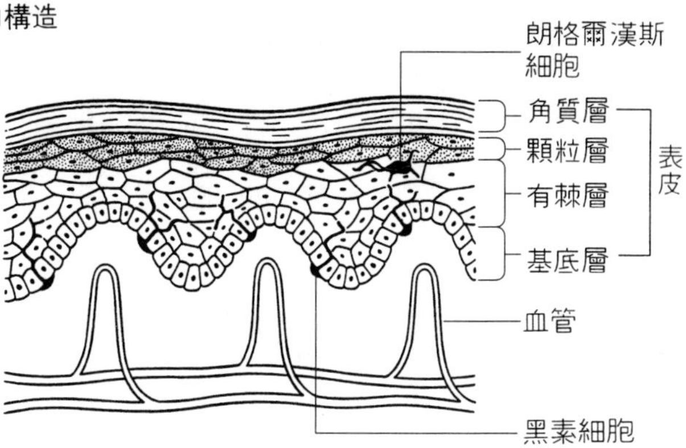

皮膚和其附屬器官的構造

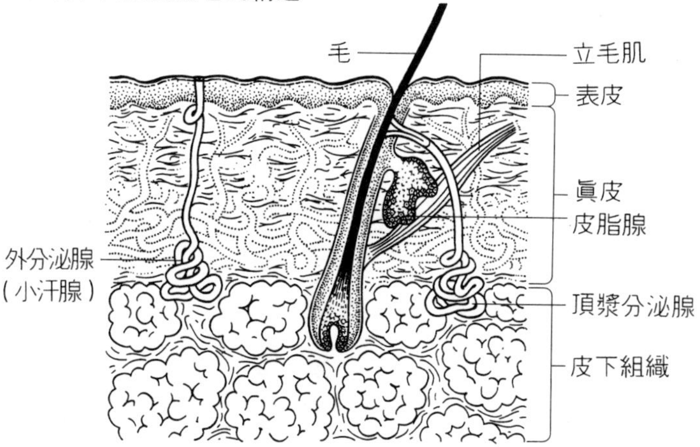

(戶田 淨:引用針對化妝品技術者和醫學者的皮膚科學,文光堂)

與皮膚表面平行的纖維，是由膠原蛋白所構成。

膠原蛋白中有所謂的彈性硬蛋白這種物質，如同橡皮筋一樣，具有彈性，與皮膚的柔軟性、伸縮性、強度等有關。此外，當皮膚上附著細菌時，毛孔會發炎而產生疼痛感，這是真皮的知覺神經所產生的作用。

真皮的下面為皮下組織，皮脂腺會分泌皮脂，汗腺會分泌汗液，兩者混合成天然的油霜覆蓋在皮膚表面，能夠保護皮膚使之具有美麗的光澤。皮脂較多的人稱為油性肌，皮脂較少的人稱為乾性肌。隨著年齡的增加，肌膚會漸漸變得乾燥，這是因為皮脂腺的機能降低，皮脂分泌遲鈍所致。

肌膚是反應內臟狀況的鏡子

肌膚產生問題的原因是什麼呢？

年輕的女性經常慢性運動不足、偏食、生活不規律、腸內積存有害物質。由於飲食生活的偏差，導致無法攝取到充分的營養。腸內有害物質的堆積是造成便秘的原因。同時因為營養的缺乏、新陳代謝遲鈍，致使身體內外出現異常的狀況。

肌膚是瞭解內臟狀況的鏡子

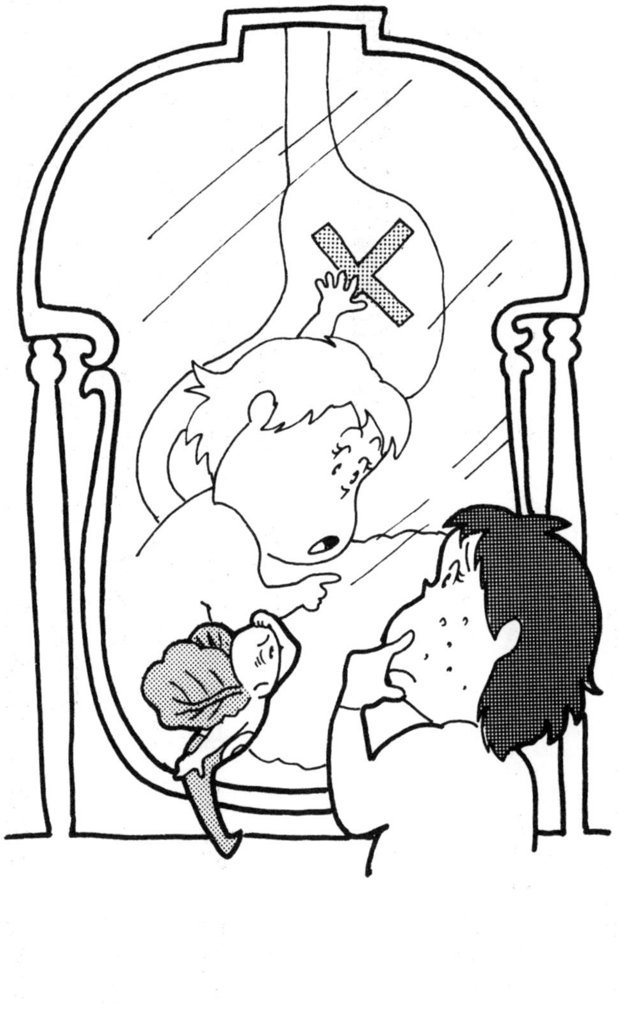

首先是身體外側皮膚的「老舊角質剝落，生成新細胞」這種正常的循環產生混亂。另一方面，內臟的機能無法順利運作，使得體內的老舊廢物不斷積存。結果造成肌膚粗糙，產生斑點、雀斑、發炎、濕疹、腫疱等肌膚問題。

大多數的人會採用「從體表補充抑制肌膚發炎的物質」的方法，例如美白素或各種面霜等。但是，這些只能算是「抑制症狀」的對症療法而已。

事實上，最重要的就是利用高麗菜發酵精來整頓腸內的環境，讓身體恢復為原本正常的狀態。一旦體內不健康，就無法擁有美麗的肌膚。

高麗菜發酵精能夠使肌膚變得光滑

要根本解決肌膚的問題，最重要的就是要有「快食、快眠、快便」的健康生活。在此要推薦的就是高麗菜發酵精。因為它富含豐富的維他命、有機酸、乳酸菌。

維他命具有抗氧化作用，能夠消除體內所產生的活性氧。維他命B群則能夠促進皮脂的分泌，維他命C能夠阻止產生斑點的黑色素的合成，且具有預防皮膚癌的效果。

有機酸存在於身體的細胞內，能夠使新陳代謝順利的進行，防止體內有害物質的積存。而乳酸菌則能夠改善腸的機能，具有通便作用，能夠調整腸內細胞的平衡，提高身體的免疫力。

高麗菜發酵精能夠引出肌膚原有的「自我美化的本能」，有助於創造光滑的肌膚。

高麗菜發酵精能夠使肌膚產生透明感

皮脂是毛孔的皮脂腺所分泌的油分。這種皮脂的分泌不受知覺神經的支配，因此，不論皮脂量分泌多少，都不會感到疼痛或發癢。如果想要瞭解自己的肌膚是不是油性肌，只要用手觸摸一下就可以知道了。

年輕女性最在乎就是長腫疱。塗抹過多的化妝品會阻塞了毛細孔，使得皮膚無法呼吸，產生問題，必須要特別留意。

一旦毛孔阻塞時，肌膚會逐漸老化，因此必須要充分瞭解自己的膚質。以內臟為例，腸胃較弱，經常使用消化劑的人，其消化液的分泌會逐漸低落。皮膚也是一樣，如果經常使用乳液、面霜等人工皮脂，則皮脂腺會養成怠惰的習慣，最後變得完全不分泌皮脂。此外，皮脂腺的作用是受到男性荷爾蒙的支配，當女性的年齡增長或代謝異常時，皮脂或汗的分泌會減少，肌膚就會變得乾燥。

為了防止皮膚的老化與產生困擾的問題，可藉助高麗菜發酵精的力量。

每天擁有規律的飲食、運動、減少壓力，並且經常使用高麗菜發酵精，就會發現肌膚變得美麗，呈現透明感。

活性氧與抗氧化作用

其次，我們再來探討高麗菜發酵精對於美容及預防老化的效力。首先，我們必須要瞭解「何謂活性氧」。

人類一天會吸入二千五百公升的空氣，其中含有五百公升的氧。要使經由口進入的食物變成養分，就必須要透過氧的燃燒才能成為熱量。然而，進入體內的氧有二％會變成活性氧或自由基。

「高麗菜發酵精」的抗氧化成分在體內非常活躍

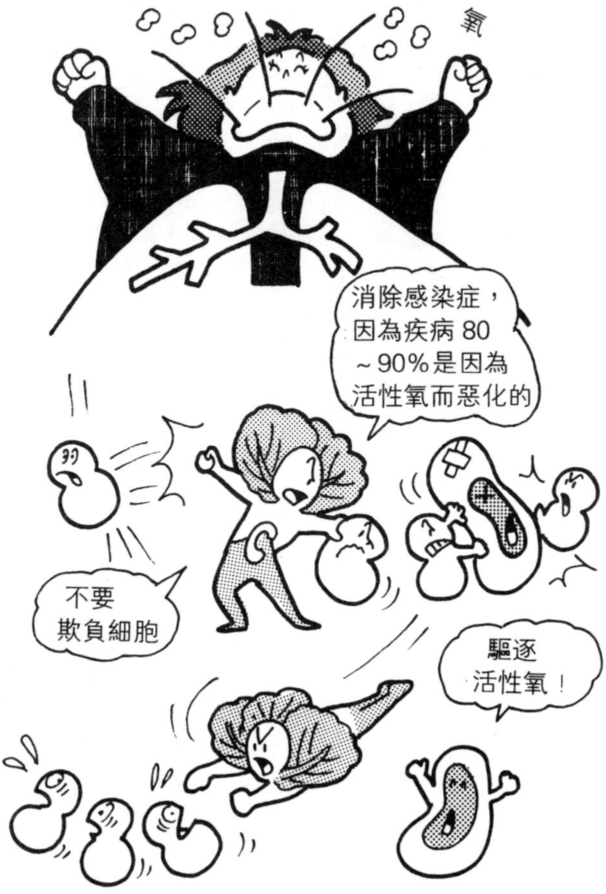
氧
消除感染症，因為疾病80～90%是因為活性氧而惡化的
不要欺負細胞
驅逐活性氧！

活性氧會在體內的某些部位產生，這是造成癌症、糖尿病併發症、動脈硬化及生活習慣病等各種疾病的原因。因為它具有強大的氧化力量，因此，會使各個部位「生鏽」。

其所造成的傷害之一，就是本章所要介紹的，對於美容或老化的影響。

十萬個活性氧會傷害一個基因，最近它所產生的不良影響受到專家的注意。

人體受到各種生活環境或體內產生的活性氧所害，而引發各種疾病。此外，活性氧對於生物體所造成的傷害非常多，成為癌症或老化的原因。

如果能夠利用高麗菜發酵精所含的抗氧化物質，就能夠預防生活習慣病等因氧化物質所引發的疾病，而且能夠預防癌症、抑制老化。

活性氧或自由基具有守護身體、避免病原菌與有害物質等侵襲身體的「免疫機能」，能夠對身體發揮好的作用。但是，活性氧大量產生時，體內為了要防止氧化的傷害，會有所謂的「抗氧化作用」。

生物體內會產生無用的活性氧，此時，可以攝取如高麗菜發酵精這種可抑制活性氧的抗氧化物質，以預防與改善癌症或生活習慣病，同時，也具有促進美容與抑制老化的效果。

高麗菜發酵精對斑點、黑斑、皺紋的效果

人體內所產生的無用活性氧，不只會導致各種疾病，還會破壞肌膚的組織。

「最近肌膚變得非常粗糙。」

此時，肌膚很可能是受到活性氧之害。如果能夠有規律的食用高麗菜發酵精，就能夠從體內進行調整（整腸作用），使肌膚變得光滑。

高麗菜發酵精能從身體的內外進行整體的保養，效果廣泛。一旦人體內的活性氧過度增加時，不只是內臟，連身體表面的皮膚細胞也會受到影響。

不過，活性氧不只是在體內的食物變成養分的階段才會產生，事實上，當太陽光的紫外線照射到皮膚時，也會產生活性氧之害。

皮膚細胞氧化時便會死亡，使得原本的機能無法順利運作，這是產生斑點的原因。反覆曝曬在紫外線下，肌膚會老化而產生斑點，這是活性氧之害。細胞外側的蛋白質是構成皮膚表皮與真皮的根幹（膠原蛋白或彈性硬蛋白），如果照射到紫外線，就會而產生活性氧，引起氧化的現象。

皮膚的皺紋大多是皮下的肌肉運動所產生的暫時現象。年輕的皮膚富於彈性，當肌肉的力量消失時自然會恢復原來的平滑。

但如果是由於紫外線等的傷害，造成生理上的老化而使皮膚失去彈性，則自然就無法恢復原來的平滑，於是產生了皺紋。

活性氧會造成肌膚細胞的死滅，引起組織傷害，產生斑點、黑斑、皺紋，甚至導致皮膚癌。此外，吸煙、飲酒過量、不適當的運動以及壓力等，都會產生活性氧，造成人體各種機能的生鏽。當身體生鏽時，可以飲用具有抗氧化作用的高麗菜發酵精。

雖說「不暴食」、「不暴飲」、「不積存精神壓力」、「靈巧的調節運動量」這種自我管理非常重要，但是，過度的自我約束反而會造成壓力。因此，倒不如飲用高麗菜發酵精，從體內提高抗氧化機能。高麗菜發酵精的抗氧化作用能夠讓肌膚變得光滑，充滿透明感，讓肌膚保持年輕。

飲用高麗菜發酵精之後，能夠改善腸胃的狀況。所謂良好的腸胃狀況，就是指消化液的分泌或腸胃黏膜的狀態佳。

「肌膚是反應內臟的鏡子」，理由就在於此。擁有美麗年輕的肌膚，就等於擁有年輕的內臟。

斑點或皺紋與疾病有關

肌膚出現斑點或皺紋，是因為活性氧產生過氧化脂質，使得皮膚的色素沈著所致。活性氧的作用過強，相對的，體內的抗氧化力就會低落，此時就不單只是「肌膚」出現問題而已。

身體的抗氧化力低落時，活性氧就會逐漸的侵蝕身體。結果，不只是肌膚出現問題而已，連整個身體都會產生問題，引起各種疾病。

因活性氧或過氧化脂質所引發的疾病不只是癌症、心臟病、腦中風等的生活習慣病，連糖尿病、白內障、老人性癡呆症、肝炎、腎炎、痛風等各種疾病也都會產生。活性氧不只是引起斑點或皺紋的原因，除了感染症之外，幾乎九〇%的疾病都與活性氧有關。

因此，不可以說「只是斑點和皺紋」，這些斑點和皺紋也許就是可怕疾病的開端。

由體內停止黑斑（老化）的產生

各種原因不僅會造成肉眼可見的斑點或皺紋等肌膚的變化，也會造成膚色的改變。隨著年齡的增長，膚色會慢慢變黑。色素斑點增加，但相反的，有時色素反而會消失。決定肌膚的顏色主要在於黑色素，整體的顏色變深是因為黑色素的增加所致。

隨著老化，皮膚會產生變化，肌膚會變得乾燥。而隨著年齡的增加，皮膚表面的水分減少，失去柔潤、光澤。

能夠防止皮膚表面水分減少的是角質層，隨著年齡的增加，角質層的機能降低，皮膚脂肪的分泌機能衰退，甚至連汗腺的機能也變弱了。

這種肌膚的老化，是因為皮膚的細胞活動降低，調節不順，以及細胞外側的蛋白質（膠原蛋白或彈性硬蛋白）的變質所致。這種肌膚老化的過程與身體臟器的老化同步，因此，若要停止肌膚的老化，就必須延緩其他臟器的老化。

高麗菜發酵精含有豐富的維他命類與乳酸菌，可以調整內臟狀態，當然也具有整腸效果，可以使肌膚恢復健康。

生成有元氣的蛋白質就能夠創造美麗的肌膚

肌膚受到紫外線的照射時，會受到活性氧之害，而長斑點、雀斑、皺紋等。而蛋白質對於修復肌膚具有很大的作用。缺乏蛋白質時，肌膚就會留下不可修復的斑點與皺紋。

高麗菜發酵精中所含的氨基酸，是構成蛋白質的重要成分。如前所述，蛋白質是由氨基酸所構成的。

總之，高麗菜發酵精所含的豐富氨基酸能夠製造豐富的蛋白質，形成美麗的肌膚。蛋白質與脂質、碳水化合物被稱為「三大營養素」。高麗菜發酵精富含維他命，三大營養素在體內變成能源，對於肌肉與骨骼等身體的構成，具有促進反應的作用。

高麗菜發酵精中所含的各種成分，會產生各種有益的作用。

看過本書的讀者應該都能夠瞭解這些作用。不只是對健康與美容，甚至對於癌症或消化器官的疾病等，都具有卓越的效果。

提高SOD的活性對抗老化

蛋白質之所以會成為人體所必須的物質，理由如下。

人體內產生重要作用的就是酵素。在有關老化的研究中，最受矚目的酵素，就是在體內具有擊退活性氧作用的SOD（超氧化歧化酶）。

事實上，這種酵素就是由蛋白質所形成的。如果沒有蛋白質，就無法期待其對抗活性氧的能力（抗氧化力）。

根據到目前為止的研究，可以瞭解到壽命愈長的動物，其SOD的活性也愈強。在美國等地，SOD與其他的維他命劑一樣，作為防止老化的藥物在市面上販賣。

如第四章所述，高麗菜發酵精對於肝臟以及肝臟中SOD的活性，比起其他的食物而言具有更高的抗氧化作用，這一點已經由老鼠的實驗而得到證明。餵食高麗菜發酵精的老鼠，體內的SOD活性上升，提高了抗氧化作用，並減輕了胃黏膜等

「高麗菜發酵精」中豐富的氨基酸，能使肌膚美麗

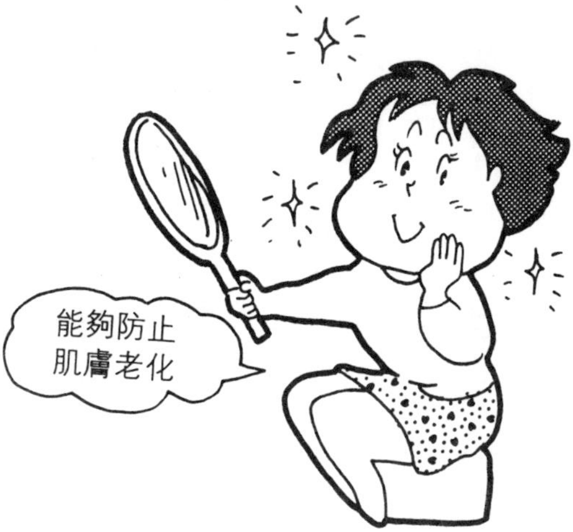

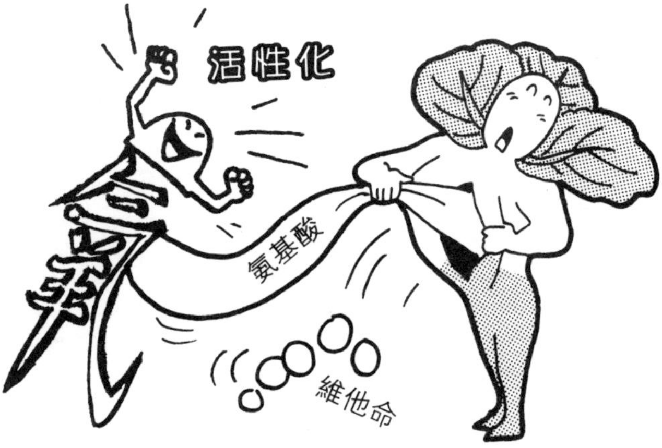

所引發的潰瘍或炎症。

由此可知，對於因活性氧所引起的發炎症狀有效，而且能夠阻止因活性氧而引起的老化。總之，高麗菜發酵精能夠提高ＳＯＤ的活性，阻止肌膚的老化。

高麗菜發酵精對於健康與美容的貢獻

消費者對於高麗菜發酵精的詢問，大多是有關於美容方面的問題。

「最近肌膚變黑了。」

「被頑固的斑點所困擾。」

「小皺紋增多了。」

造成這些肌膚問題的原因，主要有以下兩點。

①肌膚無法得到充分的營養。

②肌膚的天然保護膜皮脂（皮脂腺會不斷分泌出半流動性的油狀物質，藉此保護皮膚，使皮膚富於彈性）的分泌衰退。

肌膚無法得到充分的營養以及保護肌膚的皮脂分泌衰退，這是因為身體逐漸老化的緣故。不過，如前所述，可以延緩老化。此外，還請各位確認以下幾點。

①偏頗的飲食生活

近年來是不是「飲食生活歐美化」呢？蔬菜的攝取量充分嗎？

②不規律的生活

是否反覆出現睡眠不足、過勞、壓力？

③慢性的運動不足

是否沒有運動時間呢？是否經常都是以車代步呢？

許多現代人都有以上的這些問題。這些不良的生活習慣，會使人體產生微妙的異常變化，但是，這種小變化，卻是大不幸的前兆。建議各位務必要飲用高麗菜發酵精。

對於異位性皮膚炎等的皮膚病也有效

因為氣喘、蕁麻疹等的先天性體質，從小就出現濕疹般的皮膚病變，這就是所謂的異位性皮膚炎。近年來各種生活環境的紊亂等急遽增加，伴隨著出現手肘、膝蓋等的皮膚病或產生激烈的發癢症狀。

一旦出現這些症狀，就不單只是「肌膚的困擾」了。過敏性疾病之一的異位性皮膚炎，在幾年前還被認為食物是最大的原因。

這種想法並沒有錯，一般而言，在斷奶期的初期提供過多的牛奶、蛋等的蛋白質，很容易引發過敏。

這種過敏性皮膚炎，往往在小孩長大後就自然痊癒了，因此，異位性皮膚炎被認為是孩童時期所罹患的疾病。

但是，現在有些成人依然會發病，皮膚病並未痊癒。尤其是難治性的異位性皮膚炎的症例增加了，即使再如何治療都無法根治。而這種難治性異位性皮膚炎的原因，被認為是活性氧之害。

對抗活性氧這種抗氧化作用的重點，就是要攝取富含維他命類的蔬菜。

目前，最適當的方法就是飲用高麗菜發酵精。藉此能夠擊退活性氧，創造不容易罹患異位性皮膚炎的體質。同時對於難治的異位性皮膚炎，也能夠產生良好的效果。

第7章
高麗菜發酵精與肥胖及節食

人類本來就是胖胖的生物

自人類誕生以來，為了生存而取得食物成為一大課題。人類的歷史可說是和飢餓奮鬥的歷史。

我國現在已經沒有飢荒的問題了，反而在我們的周圍充斥著美味的「食物」，可說是個飽食的時代，如果不稍加留意，很容易就會變胖。

回顧人類悠久的歷史，攝取食物是維持生命不可或缺的行為，可說是「拼命的行動」。人類的身體也就因此而形成這樣的系統，能夠將從食物所攝取到的能量以脂肪的方式積存在體內。在沒有食物時，將積存在體內的能量加以利用而繼續存活。

這種機制讓人類殘留著「容易發胖」的特質。在食物豐盛的現代，這種發胖的機制是非常危險的。脂肪積存在體內，可說是「人類會肥胖的宿命」，但即使這是人類的宿命，過胖還是不好的。

寂寞的人會發胖

經常獨自用餐的人很容易發胖，因爲一個人孤單的吃飯，很容易吃得很快。因此，在滿腹中樞發出「吃飽了」的指令之前，就已經吃很多了。

此外，一個人獨自用餐時，常常會爲了省麻煩而吃一些速食食品，因此很容易營養失調。吃速食食品也很容易發胖。把速食食品當作「日常食品」的人，很容易導致肥胖。

與親近的朋友一起用餐，在享用料理的同時，還可以「閒聊」。即使是在節食中，攝取的分量不多，但是也可以藉著閒聊、會話來緩和不足感。但是，要經常和朋友一起用餐並不容易。

即使只有一個人，對於飲食也要多加留意。多下點工夫自己做料理，攝取均衡的營養。即使沒有閒聊的對象，也要下點工夫讓自己能夠享受獨自用餐的樂趣。高麗菜發酵精不只能夠讓你享受美食，同時還能夠節食瘦身。

雖然聽起來像是電視上的廣告台詞，但事實的確如此。

肥胖是所有疾病的元凶

對於想要過著健康生活的人而言，肥胖是大敵。從體重和死亡率的關係來看，超過標準體重二五％以上的人，其死亡率為保持正常體重者的一‧七倍。而超過標準體重四十％以上的人，死亡率將提高至二‧二倍。

囤積在人體內多餘的脂肪會因為活性氧而產生過氧化脂質，造成各種弊端。大部分的肥胖會因為活性氧之害而致死。過胖的人罹患生活習慣病的比率，與正常體重的人比較如下。

● 糖尿病　五倍
● 心臟病　二倍
● 痛　風　二‧五倍
● 膽結石症　三倍
● 高血壓　三‧五倍

雖然這些資料令人害怕，不過仍有挽回的機會。因肥胖而引起的疾病（糖尿病、高血壓等），可以藉由減輕體重而獲得改善。因此，只要攝取均衡的飲食或做適度的運動，再配合使用高麗菜發酵精，就能夠奏效。尤其食物的養分是維持・增進身體健康所不可或缺的。

高麗菜發酵精是防止肥胖的食品

食物中所含的營養素，能夠維持身體的機能，因此，平時的飲食生活對人體而言非常的重要。

我國所制定的「營養所需量」，是針對使國人的身心得以健全的發育、發展並保持、增進健康、預防疾病所制定的標準。關於熱量以及各種營養素的攝取量，則依攝取的對象標示出每天攝取的數值。供給人類維持生命以及成長、生殖、生活活動中所必要的熱量的營養素，稱為熱量素，大致分為蛋白質、脂質、碳水化合物三大類，合稱為三大營養素。

高麗菜發酵精富含維他命，可促進三大營養素在體內形成熱量源，以及促進肌肉或骨骼等構成反應。

如果缺乏維他命，則三大營養素就無法在體內充分作用。而高麗菜發酵精能夠補足這一方面的需要。

日本厚生省（衛生署）所發表的國人營養所需量中的維他命，包括維他命A、維他命B_1、維他命B_2、菸鹼酸、維他命C等。

這些成分都包含在高麗菜發酵精中。此外，還包含了泛酸、維他命B_6、維他命B_{12}、維他命K。

維他命對於「健康生活」所需的三大營養素的作用具有重大的貢獻。事實上，高麗菜發酵精中還富含許多成分。除了攝取均衡的營養之外，如果再加上高麗菜發酵精，就能夠著實的預防肥胖。

為什麼必須要節食

出現肥胖時，每一個人都想要節食瘦身。但節食不當，反而會變得更胖或是產生各種副作用。

體重過重會妨害健康，肌膚會出現斑點、皺紋、黑斑等各種問題。目前，社會上充斥著節食資訊，但是其中有不少是錯誤的資訊。

正確的節食，既能夠保持健康又能夠擁有美麗的肌膚，是最理想的。

而在此所要介紹的方法是，一邊攝取高麗菜發酵精，一邊藉著正確的方法來進行節食。高麗菜發酵精擁有均衡、優異的營養成分，能夠補充因節食而引起的營養偏差或不足。如果想要成功節食，就務必要準備高麗菜發酵精。

根據國民營養調查瞭解現代人肥胖的狀況

在此，根據厚生省（衛生署）於一九九六年實施的國民營養調查結果，介紹與肥胖或節食有關的資料。

在國民營養調查中，根據營養改善法，掌握國民的食品攝取量及營養素攝取量的實際狀況，闡明營養和健康的關係，以尋求增進健康的對策。

國民營養調查有「身體狀況調查／肥胖的狀況」的項目。以二十歲以上的男女為對象，利用——

ＢＭＩ（Body Mass Index）＝體重（kg）÷〔身高（m）×身高（m）〕

的計算公式來判斷是否肥胖。BMI的標準值為二十二。數值未滿一九・八為「瘦」，一九・八以上未滿二四・二，則是「普通」，二四・二以上未滿二六・四為「過重」，超過二六・四則為肥胖。

根據本書的分類，「過重」和「肥胖」的人，都必須要節食。以此比例而得到一五九頁的圖表。

從分佈圖來看，女性在年輕時都非常苗條，隨著年齡的增加逐漸變得肥胖。而男性三人中就有一人是處於肥胖狀態。

女性在年輕時都是苗條的。根據這個調查結果，也許讀者都會認為「我國現代的女性都是健康的」。

事實上並非如此。衛生署又做了以下的調查。

衛生署指出現代女性危險的節食

根據衛生署發表的國民營養調查中的「身體狀況調查／肥胖的狀況」，經常讓人覺得現代的年輕世代與肥胖無緣。但是，在「女性的節食狀況」這個項目中，說

●必須節食瘦身的比率

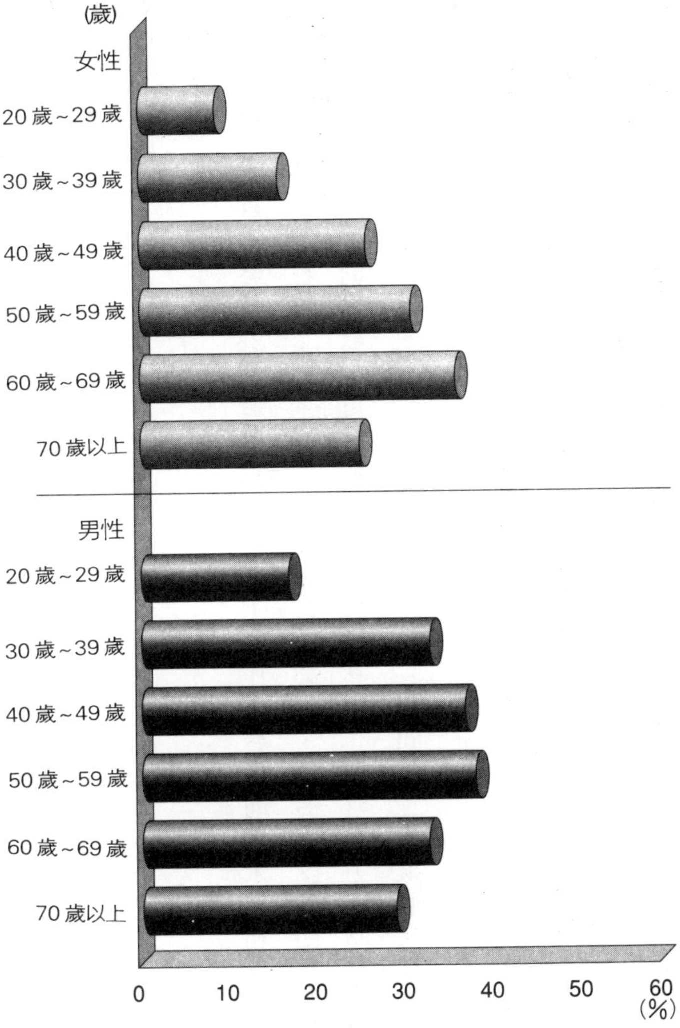
(歲)
女性
20 歲~29 歲
30 歲~39 歲
40 歲~49 歲
50 歲~59 歲
60 歲~69 歲
70 歲以上
男性
20 歲~29 歲
30 歲~39 歲
40 歲~49 歲
50 歲~59 歲
60 歲~69 歲
70 歲以上
0
10
20
30
40
50
60
(%)

明各個年齡層所進行的節食比率如下。

- 20歲～29歲　二・一%
- 30歲～39歲　六・四%
- 40歲～49歲　六・三%
- 50歲～59歲　七・六%

將這些人的營養攝取狀況和沒有進行節食的人相比，發現前者米類和蔬菜類的攝取量較少，反而是魚貝類、肉類、點心類的攝取量較多。一般人認為節食要減少肉類、點心類以及米類的攝取。可是從國民營養調查中，卻發現了這個意外的結果。現代的年輕女性確實有強烈的「苗條志向」，這一點可從二十歲層女性的節食比率看出。

不過從其食物的攝取內容來看，明顯的發現蔬菜的攝取量減少了。因此，衛生署認為「錯誤節食的人非常多」。同時，外表看起來非常苗條的二十歲層的女性，和其他年齡層的女性相比，運動量較少。

雖然苗條的外表看起來比較漂亮，但是，這些年輕女性卻是處於容易引發各種疾病的危機中。

節食瘦身容易導致營養不足，
藉著「高麗菜發酵精」能夠滋潤肌膚

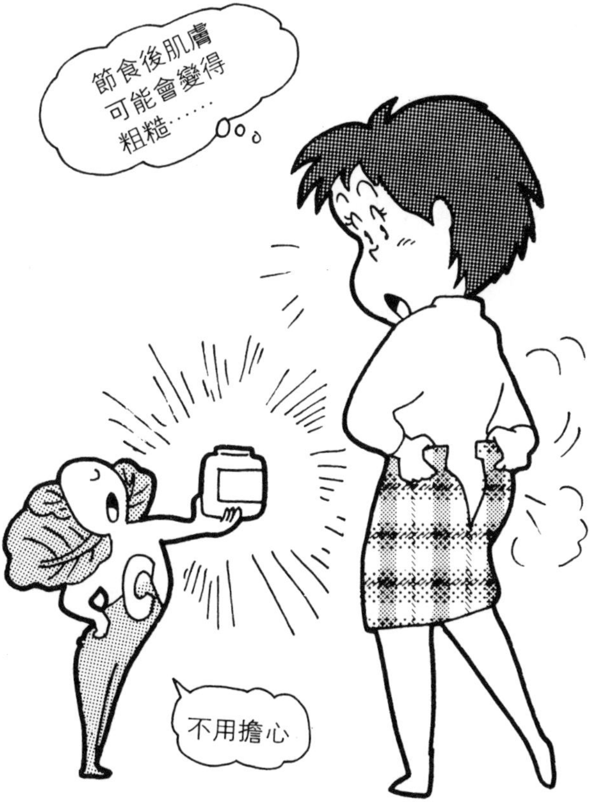

高麗菜發酵精對於節食後所造成的肌膚粗糙有效

節食是針對肥胖所進行的對策。但必須要注意節食後的危險性。任意的節食，會使原本健康並充滿彈性的肌膚，因為沒有攝取到必要的營養而老化。不僅肌膚沒有彈性，還會產生斑點與皺紋。

事實上，不單只是肌膚的問題而已，還有可能引發嚴重的疾病，這時才悔不當初。

在此，建議各位使用高麗菜發酵精。高麗菜發酵精能夠提高肌膚的新陳代謝，使多餘的脂肪燃燒，這才是正確的節食方法。藉此才能夠解決萬惡根源的肥胖。

高麗菜發酵精是家庭的「常備品」

看到這裡，讀者大概對於高麗菜發酵精的各種效果都已經有充分的瞭解了。

現代人在生活上面對各種情況時，會出現各種的「問題」。每個世代的人都會罹患感冒，並遭受癌症或生活習慣病等的侵襲，還會碰到如本章所述，亦即在節食後出現肌膚失調的狀況，例如，斑點、皺紋、黑斑等。

高麗菜發酵精是能夠解決這些問題的食品，只要飲用，就能夠提高免疫力，避免生病。尤其最適合病中、病後身體的恢復，同時也證明其對肌膚粗糙、皸裂、斑點、皺紋、黑斑等具有改善作用。

關於攝取的方式，根據用途的不同而有「粉末」、「顆粒」、「液體」等的製品。可以當作家庭的常備品，也可以隨身攜帶飲用，非常方便。

第8章 關於高麗菜發酵精的Q&A

Q 高麗菜發酵精這種健康食品究竟是何種物質？

A 人類平常就生活在由各種菌類圍繞的環境下，其中有些是對人體有益的菌，但是像病原菌等有害菌，最好加以隔絕。

高麗菜中原本就含有 Lactbacillus plantarum 這種乳酸菌，使其直接發酵，就可以製成「高麗菜發酵精」。

這種發酵精兼具有蔬菜之王的高麗菜原本所具有的優點，並且融合了能夠調整腸內狀況的乳酸菌發酵的優點。

Q 為什麼高麗菜發酵精對美容有益？

A 說到美容，大家可能會認為是從外部利用化妝品等所進行的保養。當然，從外部進行保養很重要，但是如果不從體內開始美化，就稱不上是真正的美。所謂「肌膚是內臟的鏡子」，就是指肌膚能夠毫無隱瞞的表現出身體的狀況。

高麗菜發酵精是讓附著在高麗菜上的乳酸菌發酵，產生對人體有益的成分，所以能夠活化新陳代謝。如果對於只是從外部進行的保養沒有信心，則不妨試試高麗菜發酵精的效用。

Q 爲什麼高麗菜發酵精可以改善肌膚呢？

A 女性經常注意肌膚的狀況。肌膚的狀況也經常在改變。回顧一下自己的生活，或許就能夠瞭解其經常改變的原因了。當肌膚的狀況變差時，就代表營養無法送達到肌膚。因此，為了保持光滑柔潤的肌膚，必須要攝取均衡的營養。

此外，只要防止因活性氧所導致的老化、斑點、雀斑、粗糙等，則攝取抗氧化性強的食品有效。目前成為話題的紅葡萄酒、可可中所含的多酚，也是受到大家矚目的強力抗氧化物質。

使用高麗菜發酵精不只能夠攝取到均衡的營養，而且其兼具高度的抗氧化性。對於腸胃較弱的現代女性而言，具有改善作用。唯有從內部進行改善，才能創造真正美麗的肌膚。高麗菜發酵精可以說是最適合美容、健康的食品。想要擁有健康、美麗的肌膚，就請嘗試使用高麗菜發酵精吧！

Q 爲什麼高麗菜發酵精有助於節食瘦身呢？

A 造成發胖的原因之一就是過食。由於新陳代謝無法充分發揮作用，使得多餘的脂肪無法燃燒。高麗菜發酵精富含整腸成分，能使新陳代謝活躍。因此，最適合想要節食瘦身的人使用。

有些人認為節食只要不吃東西就好了，但卻會因此而出現肌膚粗糙的問題。節食中容易缺乏維他命、氨基酸等維持肌膚光潤所必須的營養，這時必須要補給必要的營養，否則就無法保持美麗的肌膚。關於這一點，高麗菜發酵精含有對於美容有幫助的成分，可以安心使用。

Q 我無法持續使用其他的健康食品，適合使用高麗菜發酵精嗎？

A 高麗菜發酵精略帶酸味，其特徵就是容易飲用。即使是對身體再有益的東西，如果不能持續，仍然無法得到預期的效果。雖說「良藥苦口」，但事實上很難持之以恆。因此，爽口的高麗菜發酵精能夠長期與你相伴。

Q 高麗菜發酵精能否與胃潰瘍藥併用？

A 高麗菜發酵精是一種食品而不是藥物，因此，可以和藥物一起飲用。即使服用過多，也不會像藥物一樣產生副作用。

高麗菜發酵精富含修復胃壁的成分，對於服用會造成胃壁負擔的藥物，能夠發揮緩和藥物傷害的效用。

此外，因為腸胃病而經常服藥的人，要特別留意出現過度依賴藥物的情形。將隨手可得的藥物當作常備藥，認為一有症狀就能產生效用，這種想法是非常危險的。

Q　高麗菜發酵精是否真的具有使胃壁再生、改善腸內環境的效果呢？

A　高麗菜發酵精是高麗菜經由乳酸發酵而成，富含乳酸、醋酸等有機酸。攝取這種有機酸能夠使腸內變成酸性，活化腸的蠕動運動，避免便秘等腸內環境的惡化。

腸內環境的惡化就是指腸內的「有害菌」增加。腸內存在著各種細菌，持續刺激免疫系統。因此，免疫系統必須適時採取對策，可以說是沒有休息的時間。這種免疫力藉由腸內細菌得以強化。

但是，也只有在有益菌佔優勢時，才能夠整頓腸內的環境。而發酵時的乳酸菌本身，就能夠整備腸內的環境。像優酪乳等的乳酸菌會受到消化液的影響，無法到達腸內。但是高麗菜發酵精中的乳酸菌 Lactbacillus plantarum ，卻能夠棲息在腸內。

Q　**高麗菜發酵精對於腸胃失調以外的症狀是否也有效呢？**

A　高麗菜發酵精中的維他命U能夠修復胃壁，而高麗菜本身的營養和乳酸菌等的作用，能夠提升免疫力，形成抵抗力。

經由實驗證明，高麗菜能夠促進TNF（使腫瘤壞死的因子）的產生。當體內出現病原菌或癌細胞時，白血球的作用會增強，並形成細胞分裂素，其中之一就是TNF。藉由TNF的產生，能夠提高抗癌作用及活化免疫力。

當乳酸菌這種有益菌佔優勢時，才能夠整頓腸內的環境（腸內菌叢）。此時，腸內的細菌能夠對抗外來的病原菌，並加以攻擊。這是第一道防線。接著，免疫部隊的力量能夠使身體的免疫系統處於萬全準備的狀態。

細胞分裂素是淋巴球或巨噬細胞所製造出來的物質，能夠對生物體內不同的細胞產生連結作用。

例如，造血系統與免疫系統的細胞之間，是由許多細胞分裂素連接起來的，並進行各種情報交換，最後合成對身體有益的蛋白質等。

Q 紅高麗菜所含的特別成分到底是什麼？

A 紅色的成分稱為花色玳，紅高麗菜、紅葡萄酒的紅色就是這種花色玳的顏色。

花色玳含有抗氧化物質的多酚，對眼睛有益，因此受到大家的矚目。此外，還具有消炎等機能，這一點已被認同，並被歐洲的醫生當作眼藥使用。

Q 要持續飲用高麗菜發酵精多久才能夠發揮效果呢？

A 高麗菜發酵精並不是藥物，因此沒有必須要飲用多久的規定。有些人飲用後馬上就出現效果了，但也有些人必須飲用一段時間之後才會有所感覺。

這是富含豐富營養素的健康食品，飲用過多也不會對身體產生不良影響，因此可以放心飲用。

Q 是否可以簡要說明經常聽到的抗氧化作用呢？

A 對生物而言，氧是維持生命所不可或缺的。但是，氧並不完全是正面的作用，也有負面作用，可以說是「雙劍刃」。

有些理論主張有八十～九十%的疾病是由活性氧所引起的。總之，說癌症、動脈硬化、異位性皮膚炎等都是活性氧所致，並不為過。此外，活性氧也是造成肌膚粗糙與長腫疱等問題的原因之一。

驅逐活性氧的作用就是「抗氧化作用」。高麗菜發酵精被確認具有高度的抗氧化作用。對於各種發炎症狀與生活習慣病等具有預防效果。

Q 爲什麼發酵食品對身體有益呢？

A 提到「發酵食品」時，很容易讓人聯想到優酪乳，一般都認為優酪乳對身體有益。

高麗菜發酵精是高麗菜經由乳酸發酵而成的。發酵時所含的必須氨基酸以及各種氨基酸，能夠刺激腸部。

此外，有機酸能夠活化腸的蠕動，乳酸菌或乳酸菌所生產的物質能夠調整腸內環境。而產生的新成分經過腸的分解後，形成更容易被吸收的成分，因此具有相輔相成的效果，是身體元氣的來源。

Q **要如何取得「高麗菜發酵精」？**

A 可以詢問下面的公司。

株式會社 東洋新藥

〒812-0011

日本國福岡市博多區博多駅（車站）前2-19-27

電話：092（431）8525

■結　語

高麗菜發酵精對新時代的健康需求更加擴展

很久以前，因為人類的自然智慧而發明了發酵，並產生了令人意想不到的成果。事實上，在我們的生活中經常會接觸到發酵食品。發酵食品與人類的生活是息息相關的。

或許有很多讀者都不知道發酵食品對人類的意義。有蔬菜之王之稱的高麗菜，其有效成分經由卓越的發酵技術，製造出本書所介紹的高麗菜發酵精。對於長期生活在癌症或生活習慣病的不安陰影之下的現代人而言，出現了一線曙光。

高麗菜發酵精這個令人驚訝的多機能性健康食品，出現在許多因為難治之病而困擾，生活在恐懼中的現代人面前，並伸出援手。

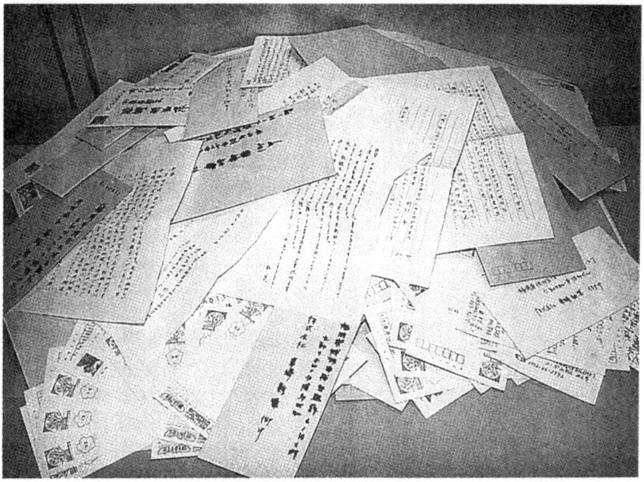

「高麗菜發酵精」的愛用者寄來的感謝信

最近一一發表了有關採取充滿風土風味的發酵技術，再配上最前端的獨特技術所產生的高麗菜發酵精的最新資訊。不只是關於美容的問題，甚至對生命的維持都有令人驚訝的報導。

高麗菜發酵精所擁有的機能性被世界確認對難治之病有效。對於基於嶄新的想法而採取發酵技術，進行研發的所有成員們而言，這是非常大的「勝利」與「成功」。

此外，今後將會利用各種方法將關於其他發酵食品的臨床資料，呈現在各位面前。今後我國所要面臨的，是未曾有過的高齡化社會所產生的各種問題。

是否有一種智慧可以讓我們知道要如何在高齡化社會中生活呢？答案是高麗菜發酵精，它確實是一個能讓我們從這一個時代邁向下一個時代的「武器」。

人類的體內環境會因所攝取的食物而產生很大的變化。所攝取的食物的質會造成生病、老化，當然也可以讓人自然健康的以緩和的步調老化，達到真正的「天壽」。

自古以來，人類所追求的長壽藥的真正意義為「使腦細胞的衰退減至最少的自然老化」。高麗菜發酵精，可以算是最能夠符合這種需求的長壽食品。

【主編簡介】

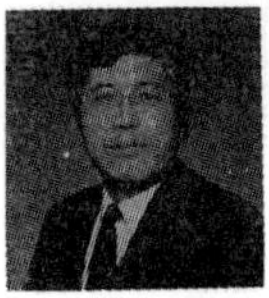

大澤俊彥

出生於 1946 年。1969 年畢業於東京大學農學部農藝化學科，74 年修完同學科的博士課程。74～77 年在澳洲國立大學進行研究，擔任名古屋大學農學部助手、副教授之後，現任名古屋大學生命農學研究所教授。於 1989 年到加州大學戴維斯分校擔任環境毒性學部客座教授 1 年，成為農學博士。專攻食品機能化學，尤其著重於氧化、壓力所導致的傷害機制的解明，以及食品預防氧化、壓力的研究。著述有「食品機能化學」（共同執筆）、『預防癌症的 52 種蔬菜』、『打擊癌症的黃綠色蔬菜』、『預防癌症的食品開發』（主編）、『預防成人病食品的開發』（共同主編）等。

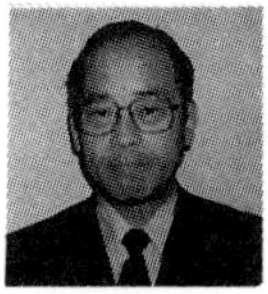

板倉弘重

1936 年出生於東京。畢業於東京大學醫學部，曾經留學加州大學心臟血管研究所。歷任東京大學醫學部助手、講師、國立健康・營養研究所臨床營養部部長，現為該研究所名譽研究員、東京大學尖端科學技術研究中心客座研究員，為醫學博士。是研究萬病之源的「活性氧」的第一人。著述有『膽固醇的醫學』、『第三的營養學』、『紅葡萄酒健康法』、『可可・巧克力健康法』、『抗氧化食品能夠守護身體』等。

生活廣場系列

①366天誕生星
馬克・矢崎治信／著　定價280元

②366天誕生花與誕生石
約翰路易・松岡／著　定價280元

③科學命相
淺野八郎／著　定價220元

④已知的他界科學
天外伺朗／著　定價220元

⑤開拓未來的他界科學
天外伺朗／著　定價220元

⑥世紀末變態心理犯罪檔案
冬門稔貳／著　定價240元

⑦366天開運年鑑
林廷宇／編著　定價230元

⑧色彩學與你
野村順一／著　定價230元

⑨科學手相
淺野八郎／著　定價230元

⑩你也能成為戀愛高手
柯富陽／編著　定價220元

⑪血型與12星座
許淑瑛／編著　定價230元

⑫動物測驗——人性現形
淺野八郎／著　定價200元

⑬愛情・幸福完全自測
淺野八郎／著　定價200元

大展出版社有限公司
品冠文化出版社

圖書目錄

地址：台北市北投區(石牌)致遠一路二段 12 巷 1 號
電話：(02)28236031　28236033
郵撥：0166955～1
傳真：(02)28272069

・法律專欄連載・電腦編號 58

台大法學院　法律學系／策劃　法律服務社／編著

1.	別讓您的權利睡著了 [1]		200 元
2.	別讓您的權利睡著了 [2]		200 元

・武術特輯・電腦編號 10

1.	陳式太極拳入門	馮志強編著	180 元
2.	武式太極拳	郝少如編著	200 元
3.	練功十八法入門	蕭京凌編著	120 元
4.	教門長拳	蕭京凌編著	150 元
5.	跆拳道	蕭京凌編譯	180 元
6.	正傳合氣道	程曉鈴譯	200 元
7.	圖解雙節棍	陳銘遠著	150 元
8.	格鬥空手道	鄭旭旭編著	200 元
9.	實用跆拳道	陳國榮編著	200 元
10.	武術初學指南	李文英、解守德編著	250 元
11.	泰國拳	陳國榮著	180 元
12.	中國式摔跤	黃　斌編著	180 元
13.	太極劍入門	李德印編著	180 元
14.	太極拳運動	運動司編	250 元
15.	太極拳譜	清・王宗岳等著	280 元
16.	散手初學	冷　峰編著	200 元
17.	南拳	朱瑞琪編著	180 元
18.	吳式太極劍	王培生著	200 元
19.	太極拳健身和技擊	王培生著	250 元
20.	秘傳武當八卦掌	狄兆龍著	250 元
21.	太極拳論譚	沈　壽著	250 元
22.	陳式太極拳技擊法	馬　虹著	250 元
23.	二十四式/三十二式 太極拳/劍	闞桂香著	180 元
24.	楊式秘傳 129 式太極長拳	張楚全著	280 元
25.	楊式太極拳架詳解	林炳堯著	280 元

26. 華佗五禽劍	劉時榮著	180 元
27. 太極拳基礎講座:基本功與簡化 24 式	李德印著	250 元
28. 武式太極拳精華	薛乃印著	200 元
29. 陳式太極拳拳理闡微	馬　虹著	350 元
30. 陳式太極拳體用全書	馬　虹著	400 元
31. 張三豐太極拳	陳占奎著	200 元
32. 中國太極推手	張　山主編	300 元
33. 48 式太極拳入門	門惠豐編著	220 元

・原地太極拳系列・電腦編號 11

1. 原地綜合太極拳 24 式	胡啓賢創編	220 元
2. 原地活步太極拳 42 式	胡啓賢創編	200 元
3. 原地簡化太極拳 24 式	胡啓賢創編	200 元
4. 原地太極拳 12 式	胡啓賢創編	200 元

・道 學 文 化・電腦編號 12

1. 道在養生：道教長壽術	郝　勤等著	250 元
2. 龍虎丹道：道教內丹術	郝　勤著	300 元
3. 天上人間：道教神仙譜系	黃德海著	250 元
4. 步罡踏斗：道教祭禮儀典	張澤洪著	250 元
5. 道醫窺秘：道教醫學康復術	王慶餘等著	250 元
6. 勸善成仙：道教生命倫理	李　剛著	250 元
7. 洞天福地：道教宮觀勝境	沙銘壽著	250 元
8. 青詞碧簫：道教文學藝術	楊光文等著	250 元
9. 沈博絕麗：道教格言精粹	朱耕發等著	250 元

・秘傳占卜系列・電腦編號 14

1. 手相術	淺野八郎著	180 元
2. 人相術	淺野八郎著	180 元
3. 西洋占星術	淺野八郎著	180 元
4. 中國神奇占卜	淺野八郎著	150 元
5. 夢判斷	淺野八郎著	150 元
6. 前世、來世占卜	淺野八郎著	150 元
7. 法國式血型學	淺野八郎著	150 元
8. 靈感、符咒學	淺野八郎著	150 元
9. 紙牌占卜學	淺野八郎著	150 元
10. ESP 超能力占卜	淺野八郎著	150 元
11. 猶太數的秘術	淺野八郎著	150 元
12. 新心理測驗	淺野八郎著	160 元
13. 塔羅牌預言秘法	淺野八郎著	200 元

・趣味心理講座・電腦編號 15

1.	性格測驗　探索男與女	淺野八郎著	140 元
2.	性格測驗　透視人心奧秘	淺野八郎著	140 元
3.	性格測驗　發現陌生的自己	淺野八郎著	140 元
4.	性格測驗　發現你的真面目	淺野八郎著	140 元
5.	性格測驗　讓你們吃驚	淺野八郎著	140 元
6.	性格測驗　洞穿心理盲點	淺野八郎著	140 元
7.	性格測驗　探索對方心理	淺野八郎著	140 元
8.	性格測驗　由吃認識自己	淺野八郎著	160 元
9.	性格測驗　戀愛知多少	淺野八郎著	160 元
10.	性格測驗　由裝扮瞭解人心	淺野八郎著	160 元
11.	性格測驗　敲開內心玄機	淺野八郎著	140 元
12.	性格測驗　透視你的未來	淺野八郎著	160 元
13.	血型與你的一生	淺野八郎著	160 元
14.	趣味推理遊戲	淺野八郎著	160 元
15.	行爲語言解析	淺野八郎著	160 元

・婦 幼 天 地・電腦編號 16

1.	八萬人減肥成果	黃靜香譯	180 元
2.	三分鐘減肥體操	楊鴻儒譯	150 元
3.	窈窕淑女美髮秘訣	柯素娥譯	130 元
4.	使妳更迷人	成　玉譯	130 元
5.	女性的更年期	官舒妍編譯	160 元
6.	胎內育兒法	李玉瓊編譯	150 元
7.	早產兒袋鼠式護理	唐岱蘭譯	200 元
8.	初次懷孕與生產	婦幼天地編譯組	180 元
9.	初次育兒 12 個月	婦幼天地編譯組	180 元
10.	斷乳食與幼兒食	婦幼天地編譯組	180 元
11.	培養幼兒能力與性向	婦幼天地編譯組	180 元
12.	培養幼兒創造力的玩具與遊戲	婦幼天地編譯組	180 元
13.	幼兒的症狀與疾病	婦幼天地編譯組	180 元
14.	腿部苗條健美法	婦幼天地編譯組	180 元
15.	女性腰痛別忽視	婦幼天地編譯組	150 元
16.	舒展身心體操術	李玉瓊編譯	130 元
17.	三分鐘臉部體操	趙薇妮著	160 元
18.	生動的笑容表情術	趙薇妮著	160 元
19.	心曠神怡減肥法	川津祐介著	130 元
20.	內衣使妳更美麗	陳玄茹譯	130 元
21.	瑜伽美姿美容	黃靜香編著	180 元
22.	高雅女性裝扮學	陳珮玲譯	180 元
23.	蠶糞肌膚美顏法	梨秀子著	160 元

24. 認識妳的身體	李玉瓊譯	160 元
25. 產後恢復苗條體態	居理安・芙萊喬著	200 元
26. 正確護髮美容法	山崎伊久江著	180 元
27. 安琪拉美姿養生學	安琪拉蘭斯博瑞著	180 元
28. 女體性醫學剖析	增田豐著	220 元
29. 懷孕與生產剖析	岡部綾子著	180 元
30. 斷奶後的健康育兒	東城百合子著	220 元
31. 引出孩子幹勁的責罵藝術	多湖輝著	170 元
32. 培養孩子獨立的藝術	多湖輝著	170 元
33. 子宮肌瘤與卵巢囊腫	陳秀琳編著	180 元
34. 下半身減肥法	納他夏・史達賓著	180 元
35. 女性自然美容法	吳雅菁編著	180 元
36. 再也不發胖	池園悅太郎著	170 元
37. 生男生女控制術	中垣勝裕著	220 元
38. 使妳的肌膚更亮麗	楊　皓編著	170 元
39. 臉部輪廓變美	芝崎義夫著	180 元
40. 斑點、皺紋自己治療	高須克彌著	180 元
41. 面皰自己治療	伊藤雄康著	180 元
42. 隨心所欲瘦身冥想法	原久子著	180 元
43. 胎兒革命	鈴木丈織著	180 元
44. NS 磁氣平衡法塑造窈窕奇蹟	古屋和江著	180 元
45. 享瘦從腳開始	山田陽子著	180 元
46. 小改變瘦 4 公斤	宮本裕子著	180 元
47. 軟管減肥瘦身	高橋輝男著	180 元
48. 海藻精神秘美容法	劉名揚編著	180 元
49. 肌膚保養與脫毛	鈴木真理著	180 元
50. 10 天減肥 3 公斤	彤雲編輯組	180 元
51. 穿出自己的品味	西村玲子著	280 元
52. 小孩髮型設計	李芳黛譯	250 元

・青春天地・電腦編號 17

1. A 血型與星座	柯素娥編譯	160 元
2. B 血型與星座	柯素娥編譯	160 元
3. O 血型與星座	柯素娥編譯	160 元
4. AB 血型與星座	柯素娥編譯	120 元
5. 青春期性教室	呂貴嵐編譯	130 元
7. 難解數學破題	宋釗宜編譯	130 元
9. 小論文寫作秘訣	林顯茂編譯	120 元
11.中學生野外遊戲	熊谷康編著	120 元
12.恐怖極短篇	柯素娥編譯	130 元
13.恐怖夜話	小毛驢編譯	130 元
14.恐怖幽默短篇	小毛驢編譯	120 元
15.黑色幽默短篇	小毛驢編譯	120 元

16.靈異怪談	小毛驢編譯	130 元
17.錯覺遊戲	小毛驢編著	130 元
18.整人遊戲	小毛驢編著	150 元
19.有趣的超常識	柯素娥編譯	130 元
20.哦！原來如此	林慶旺編譯	130 元
21.趣味競賽 100 種	劉名揚編譯	120 元
22.數學謎題入門	宋釗宜編譯	150 元
23.數學謎題解析	宋釗宜編譯	150 元
24.透視男女心理	林慶旺編譯	120 元
25.少女情懷的自白	李桂蘭編譯	120 元
26.由兄弟姊妹看命運	李玉瓊編譯	130 元
27.趣味的科學魔術	林慶旺編譯	150 元
28.趣味的心理實驗室	李燕玲編譯	150 元
29.愛與性心理測驗	小毛驢編譯	130 元
30.刑案推理解謎	小毛驢編譯	180 元
31.偵探常識推理	小毛驢編譯	180 元
32.偵探常識解謎	小毛驢編譯	130 元
33.偵探推理遊戲	小毛驢編譯	180 元
34.趣味的超魔術	廖玉山編著	150 元
35.趣味的珍奇發明	柯素娥編著	150 元
36.登山用具與技巧	陳瑞菊編著	150 元
37.性的漫談	蘇燕謀編著	180 元
38.無的漫談	蘇燕謀編著	180 元
39.黑色漫談	蘇燕謀編著	180 元
40.白色漫談	蘇燕謀編著	180 元

・健康天地・電腦編號 18

1. 壓力的預防與治療	柯素娥編譯	130 元
2. 超科學氣的魔力	柯素娥編譯	130 元
3. 尿療法治病的神奇	中尾良一著	130 元
4. 鐵證如山的尿療法奇蹟	廖玉山譯	120 元
5. 一日斷食健康法	葉慈容編譯	150 元
6. 胃部強健法	陳炳崑譯	120 元
7. 癌症早期檢查法	廖松濤譯	160 元
8. 老人痴呆症防止法	柯素娥編譯	130 元
9. 松葉汁健康飲料	陳麗芬編譯	130 元
10. 揉肚臍健康法	永井秋夫著	150 元
11. 過勞死、猝死的預防	卓秀貞編譯	130 元
12. 高血壓治療與飲食	藤山順豐著	180 元
13. 老人看護指南	柯素娥編譯	150 元
14. 美容外科淺談	楊啓宏著	150 元
15. 美容外科新境界	楊啓宏著	150 元
16. 鹽是天然的醫生	西英司郎著	140 元

17. 年輕十歲不是夢	梁瑞麟譯	200 元
18. 茶料理治百病	桑野和民著	180 元
19. 綠茶治病寶典	桑野和民著	150 元
20. 杜仲茶養顏減肥法	西田博著	170 元
21. 蜂膠驚人療效	瀨長良三郎著	180 元
22. 蜂膠治百病	瀨長良三郎著	180 元
23. 醫藥與生活	鄭炳全著	180 元
24. 鈣長生寶典	落合敏著	180 元
25. 大蒜長生寶典	木下繁太郎著	160 元
26. 居家自我健康檢查	石川恭三著	160 元
27. 永恆的健康人生	李秀鈴譯	200 元
28. 大豆卵磷脂長生寶典	劉雪卿譯	150 元
29. 芳香療法	梁艾琳譯	160 元
30. 醋長生寶典	柯素娥譯	180 元
31. 從星座透視健康	席拉・吉蒂斯著	180 元
32. 愉悅自在保健學	野本二士夫著	160 元
33. 裸睡健康法	丸山淳士等著	160 元
34. 糖尿病預防與治療	藤田順豐著	180 元
35. 維他命長生寶典	菅原明子著	180 元
36. 維他命 C 新效果	鐘文訓編	150 元
37. 手、腳病理按摩	堤芳朗著	160 元
38. AIDS 瞭解與預防	彼得塔歇爾著	180 元
39. 甲殼質殼聚糖健康法	沈永嘉譯	160 元
40. 神經痛預防與治療	木下真男著	160 元
41. 室內身體鍛鍊法	陳炳崑編著	160 元
42. 吃出健康藥膳	劉大器編著	180 元
43. 自我指壓術	蘇燕謀編著	160 元
44. 紅蘿蔔汁斷食療法	李玉瓊編著	150 元
45. 洗心術健康秘法	竺翠萍編譯	170 元
46. 枇杷葉健康療法	柯素娥編譯	180 元
47. 抗衰血癒	楊啓宏著	180 元
48. 與癌搏鬥記	逸見政孝著	180 元
49. 冬蟲夏草長生寶典	高橋義博著	170 元
50. 痔瘡・大腸疾病先端療法	宮島伸宜著	180 元
51. 膠布治癒頑固慢性病	加瀨建造著	180 元
52. 芝麻神奇健康法	小林貞作著	170 元
53. 香煙能防止癡呆？	高田明和著	180 元
54. 穀菜食治癌療法	佐藤成志著	180 元
55. 貼藥健康法	松原英多著	180 元
56. 克服癌症調和道呼吸法	帶津良一著	180 元
57. B 型肝炎預防與治療	野村喜重郎著	180 元
58. 青春永駐養生導引術	早島正雄著	180 元
59. 改變呼吸法創造健康	原久子著	180 元
60. 荷爾蒙平衡養生秘訣	出村博著	180 元

61. 水美肌健康法	井戶勝富著	170 元
62. 認識食物掌握健康	廖梅珠編著	170 元
63. 痛風劇痛消除法	鈴木吉彥著	180 元
64. 酸莖菌驚人療效	上田明彥著	180 元
65. 大豆卵磷脂治現代病	神津健一著	200 元
66. 時辰療法—危險時刻凌晨 4 時	呂建強等著	180 元
67. 自然治癒力提升法	帶津良一著	180 元
68. 巧妙的氣保健法	藤平墨子著	180 元
69. 治癒 C 型肝炎	熊田博光著	180 元
70. 肝臟病預防與治療	劉名揚編著	180 元
71. 腰痛平衡療法	荒井政信著	180 元
72. 根治多汗症、狐臭	稻葉益巳著	220 元
73. 40 歲以後的骨質疏鬆症	沈永嘉譯	180 元
74. 認識中藥	松下一成著	180 元
75. 認識氣的科學	佐佐木茂美著	180 元
76. 我戰勝了癌症	安田伸著	180 元
77. 斑點是身心的危險信號	中野進著	180 元
78. 艾波拉病毒大震撼	玉川重德著	180 元
79. 重新還我黑髮	桑名隆一郎著	180 元
80. 身體節律與健康	林博史著	180 元
81. 生薑治萬病	石原結實著	180 元
82. 靈芝治百病	陳瑞東著	180 元
83. 木炭驚人的威力	大槻彰著	200 元
84. 認識活性氧	井土貴司著	180 元
85. 深海鮫治百病	廖玉山編著	180 元
86. 神奇的蜂王乳	井上丹治著	180 元
87. 卡拉 OK 健腦法	東潔著	180 元
88. 卡拉 OK 健康法	福田伴男著	180 元
89. 醫藥與生活	鄭炳全著	200 元
90. 洋蔥治百病	宮尾興平著	180 元
91. 年輕 10 歲快步健康法	石塚忠雄著	180 元
92. 石榴的驚人神效	岡本順子著	180 元
93. 飲料健康法	白鳥早奈英著	180 元
94. 健康棒體操	劉名揚編譯	180 元
95. 催眠健康法	蕭京凌編著	180 元
96. 鬱金（美王）治百病	水野修一著	180 元
97. 醫藥與生活	鄭炳全著	200 元

・實用女性學講座・電腦編號 19

1. 解讀女性內心世界	島田一男著	150 元
2. 塑造成熟的女性	島田一男著	150 元
3. 女性整體裝扮學	黃靜香編著	180 元
4. 女性應對禮儀	黃靜香編著	180 元

5.	女性婚前必修	小野十傳著	200 元
6.	徹底瞭解女人	田口二州著	180 元
7.	拆穿女性謊言 88 招	島田一男著	200 元
8.	解讀女人心	島田一男著	200 元
9.	俘獲女性絕招	志賀貢著	200 元
10.	愛情的壓力解套	中村理英子著	200 元
11.	妳是人見人愛的女孩	廖松濤編著	200 元

・校園系列・電腦編號 20

1.	讀書集中術	多湖輝著	180 元
2.	應考的訣竅	多湖輝著	150 元
3.	輕鬆讀書贏得聯考	多湖輝著	150 元
4.	讀書記憶秘訣	多湖輝著	180 元
5.	視力恢復！超速讀術	江錦雲譯	180 元
6.	讀書 36 計	黃柏松編著	180 元
7.	驚人的速讀術	鐘文訓編著	170 元
8.	學生課業輔導良方	多湖輝著	180 元
9.	超速讀超記憶法	廖松濤編著	180 元
10.	速算解題技巧	宋釗宜編著	200 元
11.	看圖學英文	陳炳崑編著	200 元
12.	讓孩子最喜歡數學	沈永嘉譯	180 元
13.	催眠記憶術	林碧清譯	180 元
14.	催眠速讀術	林碧清譯	180 元
15.	數學式思考學習法	劉淑錦譯	200 元
16.	考試憑要領	劉孝暉著	180 元
17.	事半功倍讀書法	王毅希著	200 元
18.	超金榜題名術	陳蒼杰譯	200 元
19.	靈活記憶術	林耀慶編著	180 元

・實用心理學講座・電腦編號 21

1.	拆穿欺騙伎倆	多湖輝著	140 元
2.	創造好構想	多湖輝著	140 元
3.	面對面心理術	多湖輝著	160 元
4.	偽裝心理術	多湖輝著	140 元
5.	透視人性弱點	多湖輝著	140 元
6.	自我表現術	多湖輝著	180 元
7.	不可思議的人性心理	多湖輝著	180 元
8.	催眠術入門	多湖輝著	150 元
9.	責罵部屬的藝術	多湖輝著	150 元
10.	精神力	多湖輝著	150 元
11.	厚黑說服術	多湖輝著	150 元

12. 集中力	多湖輝著	150 元
13. 構想力	多湖輝著	150 元
14. 深層心理術	多湖輝著	160 元
15. 深層語言術	多湖輝著	160 元
16. 深層說服術	多湖輝著	180 元
17. 掌握潛在心理	多湖輝著	160 元
18. 洞悉心理陷阱	多湖輝著	180 元
19. 解讀金錢心理	多湖輝著	180 元
20. 拆穿語言圈套	多湖輝著	180 元
21. 語言的內心玄機	多湖輝著	180 元
22. 積極力	多湖輝著	180 元

・超現實心理講座・電腦編號 22

1. 超意識覺醒法	詹蔚芬編譯	130 元
2. 護摩秘法與人生	劉名揚編譯	130 元
3. 秘法！超級仙術入門	陸明譯	150 元
4. 給地球人的訊息	柯素娥編著	150 元
5. 密教的神通力	劉名揚編著	130 元
6. 神秘奇妙的世界	平川陽一著	200 元
7. 地球文明的超革命	吳秋嬌譯	200 元
8. 力量石的秘密	吳秋嬌譯	180 元
9. 超能力的靈異世界	馬小莉譯	200 元
10. 逃離地球毀滅的命運	吳秋嬌譯	200 元
11. 宇宙與地球終結之謎	南山宏著	200 元
12. 驚世奇功揭秘	傅起鳳著	200 元
13. 啓發身心潛力心象訓練法	栗田昌裕著	180 元
14. 仙道術遁甲法	高藤聰一郎著	220 元
15. 神通力的秘密	中岡俊哉著	180 元
16. 仙人成仙術	高藤聰一郎著	200 元
17. 仙道符咒氣功法	高藤聰一郎著	220 元
18. 仙道風水術尋龍法	高藤聰一郎著	200 元
19. 仙道奇蹟超幻像	高藤聰一郎著	200 元
20. 仙道鍊金術房中法	高藤聰一郎著	200 元
21. 奇蹟超醫療治癒難病	深野一幸著	220 元
22. 揭開月球的神秘力量	超科學研究會	180 元
23. 西藏密教奧義	高藤聰一郎著	250 元
24. 改變你的夢術入門	高藤聰一郎著	250 元
25. 21 世紀拯救地球超技術	深野一幸著	250 元

・養 生 保 健・電腦編號 23

1. 醫療養生氣功	黃孝寬著	250 元

2.	中國氣功圖譜	余功保著	250元
3.	少林醫療氣功精粹	井玉蘭著	250元
4.	龍形實用氣功	吳大才等著	220元
5.	魚戲增視強身氣功	宮　嬰著	220元
6.	嚴新氣功	前新培金著	250元
7.	道家玄牝氣功	張　章著	200元
8.	仙家秘傳袪病功	李遠國著	160元
9.	少林十大健身功	秦慶豐著	180元
10.	中國自控氣功	張明武著	250元
11.	醫療防癌氣功	黃孝寬著	250元
12.	醫療強身氣功	黃孝寬著	250元
13.	醫療點穴氣功	黃孝寬著	250元
14.	中國八卦如意功	趙維漢著	180元
15.	正宗馬禮堂養氣功	馬禮堂著	420元
16.	秘傳道家筋經內丹功	王慶餘著	280元
17.	三元開慧功	辛桂林著	250元
18.	防癌治癌新氣功	郭　林著	180元
19.	禪定與佛家氣功修煉	劉天君著	200元
20.	顛倒之術	梅自強著	360元
21.	簡明氣功辭典	吳家駿編	360元
22.	八卦三合功	張全亮著	230元
23.	朱砂掌健身養生功	楊永著	250元
24.	抗老功	陳九鶴著	230元
25.	意氣按穴排濁自療法	黃啓運編著	250元
26.	陳式太極拳養生功	陳正雷著	200元
27.	健身祛病小功法	王培生著	200元
28.	張式太極混元功	張春銘著	250元
29.	中國璇密功	羅琴編著	250元
30.	中國少林禪密功	齊飛龍著	200元
31.	郭林新氣功	郭林新氣功研究所	400元

・社會人智囊・ 電腦編號 24

1.	糾紛談判術	清水增三著	160元
2.	創造關鍵術	淺野八郎著	150元
3.	觀人術	淺野八郎著	200元
4.	應急詭辯術	廖英迪編著	160元
5.	天才家學習術	木原武一著	160元
6.	貓型狗式鑑人術	淺野八郎著	180元
7.	逆轉運掌握術	淺野八郎著	180元
8.	人際圓融術	澀谷昌三著	160元
9.	解讀人心術	淺野八郎著	180元
10.	與上司水乳交融術	秋元隆司著	180元
11.	男女心態定律	小田晉著	180元

12. 幽默說話術	林振輝編著	200 元
13. 人能信賴幾分	淺野八郎著	180 元
14. 我一定能成功	李玉瓊譯	180 元
15. 獻給青年的嘉言	陳蒼杰譯	180 元
16. 知人、知面、知其心	林振輝編著	180 元
17. 塑造堅強的個性	坂上肇著	180 元
18. 爲自己而活	佐藤綾子著	180 元
19. 未來十年與愉快生活有約	船井幸雄著	180 元
20. 超級銷售話術	杜秀卿譯	180 元
21. 感性培育術	黃靜香編著	180 元
22. 公司新鮮人的禮儀規範	蔡媛惠譯	180 元
23. 傑出職員鍛鍊術	佐佐木正著	180 元
24. 面談獲勝戰略	李芳黛譯	180 元
25. 金玉良言撼人心	森純大著	180 元
26. 男女幽默趣典	劉華亭編著	180 元
27. 機智說話術	劉華亭編著	180 元
28. 心理諮商室	柯素娥譯	180 元
29. 如何在公司崢嶸頭角	佐佐木正著	180 元
30. 機智應對術	李玉瓊編著	200 元
31. 克服低潮良方	坂野雄二著	180 元
32. 智慧型說話技巧	沈永嘉編著	180 元
33. 記憶力、集中力增進術	廖松濤編著	180 元
34. 女職員培育術	林慶旺編著	180 元
35. 自我介紹與社交禮儀	柯素娥編著	180 元
36. 積極生活創幸福	田中真澄著	180 元
37. 妙點子超構想	多湖輝著	180 元
38. 說 NO 的技巧	廖玉山編著	180 元
39. 一流說服力	李玉瓊編著	180 元
40. 般若心經成功哲學	陳鴻蘭編著	180 元
41. 訪問推銷術	黃靜香編著	180 元
42. 男性成功秘訣	陳蒼杰編著	180 元
43. 笑容、人際智商	宮川澄子著	180 元
44. 多湖輝的構想工作室	多湖輝著	200 元
45. 名人名語啓示錄	喬家楓著	180 元
46. 口才必勝術	黃柏松編著	220 元
47. 能言善道的說話術	章智冠編著	180 元
48. 改變人心成爲贏家	多湖輝著	200 元
49. 說服的ＩＱ	沈永嘉譯	200 元
50. 提升腦力超速讀術	齊藤英治著	200 元
51. 操控對手百戰百勝	多湖輝著	200 元
52. 面試成功戰略	柯素娥編著	200 元
53. 摸透男人心	劉華亭編著	180 元
54. 撼動人心優勢口才	龔伯牧編著	180 元
55. 如何使對方說 yes	程　羲編著	200 元

56.	小道理・美好人生	林政峰編著	180 元
57.	拿破崙智慧箴言	柯素娥編著	200 元

・精 選 系 列・電腦編號 25

1.	毛澤東與鄧小平	渡邊利夫等著	280 元
2.	中國大崩裂	江戶介雄著	180 元
3.	台灣・亞洲奇蹟	上村幸治著	220 元
4.	7-ELEVEN 高盈收策略	國友隆一著	180 元
5.	台灣獨立（新・中國日本戰爭一）	森詠著	200 元
6.	迷失中國的末路	江戶雄介著	220 元
7.	2000 年 5 月全世界毀滅	紫藤甲子男著	180 元
8.	失去鄧小平的中國	小島朋之著	220 元
9.	世界史爭議性異人傳	桐生操著	200 元
10.	淨化心靈享人生	松濤弘道著	220 元
11.	人生心情診斷	賴藤和寬著	220 元
12.	中美大決戰	檜山良昭著	220 元
13.	黃昏帝國美國	莊雯琳譯	220 元
14.	兩岸衝突（新・中國日本戰爭二）	森詠著	220 元
15.	封鎖台灣（新・中國日本戰爭三）	森詠著	220 元
16.	中國分裂（新・中國日本戰爭四）	森詠著	220 元
17.	由女變男的我	虎井正衛著	200 元
18.	佛學的安心立命	松濤弘道著	220 元
19.	世界喪禮大觀	松濤弘道著	280 元
20.	中國內戰（新・中國日本戰爭五）	森詠著	220 元
21.	台灣內亂（新・中國日本戰爭六）	森詠著	220 元
22.	琉球戰爭①（新・中國日本戰爭七）	森詠著	220 元
23.	琉球戰爭②（新・中國日本戰爭八）	森詠著	220 元

・運 動 遊 戲・電腦編號 26

1.	雙人運動	李玉瓊譯	160 元
2.	愉快的跳繩運動	廖玉山譯	180 元
3.	運動會項目精選	王佑京譯	150 元
4.	肋木運動	廖玉山譯	150 元
5.	測力運動	王佑宗譯	150 元
6.	游泳入門	唐桂萍編著	200 元
7.	帆板衝浪	王勝利譯	300 元

・休 閒 娛 樂・電腦編號 27

1.	海水魚飼養法	田中智浩著	300 元
2.	金魚飼養法	曾雪玫譯	250 元

國家圖書館出版品預行編目資料

高麗菜發酵精的功效/大澤俊彥、板倉弘重編著；江秀珍譯
——初版，——臺北市，大展，2000〔民 89〕
面；21 公分，——（元氣系列；2）
譯自：キャベツ發酵エキスの3 大パワー
ISBN 957- 468 - 054 - 1（平裝）
1. 健康食品 2.食物治療
411. 3 89018676

KY ABETSU HAKKOU EKISU NO TORIPURU PAWA
supervised by Toshihiko Osawa & Hiroshige Itakura

Original Japanese edition published by Shiki Shuppan
Chinese translation rights arranged with Shiki Shuppan
through Japan Foreign-Rights Centre/Keio Cultural Enterprise Co., Ltd.
版權仲介：京王文化事業有限公司

高麗菜發酵精的功效

ISBN 957- 468 - 054 - 1

主 編 者／大澤俊彥、板倉弘重
編 譯 者／江 秀 珍
發 行 人／蔡 森 明
出 版 者／大展出版社有限公司
社 址／台北市北投區（石牌）致遠一路 2 段 12 巷 1 號
電 話／（02）28236031・28236033・28233123
傳 眞／（02）28272069
郵政劃撥／01669551
E－mail ／ dah-jaan @ms 9.tisnet.net.tw
登 記 證／局版臺業字第 2171 號
承 印 者／高星印刷品行
裝 訂／日新裝訂所
排 版 者／弘益電腦排版有限公司
初版 1 刷／2001 年（民 90 年）2 月

定 價／200 元

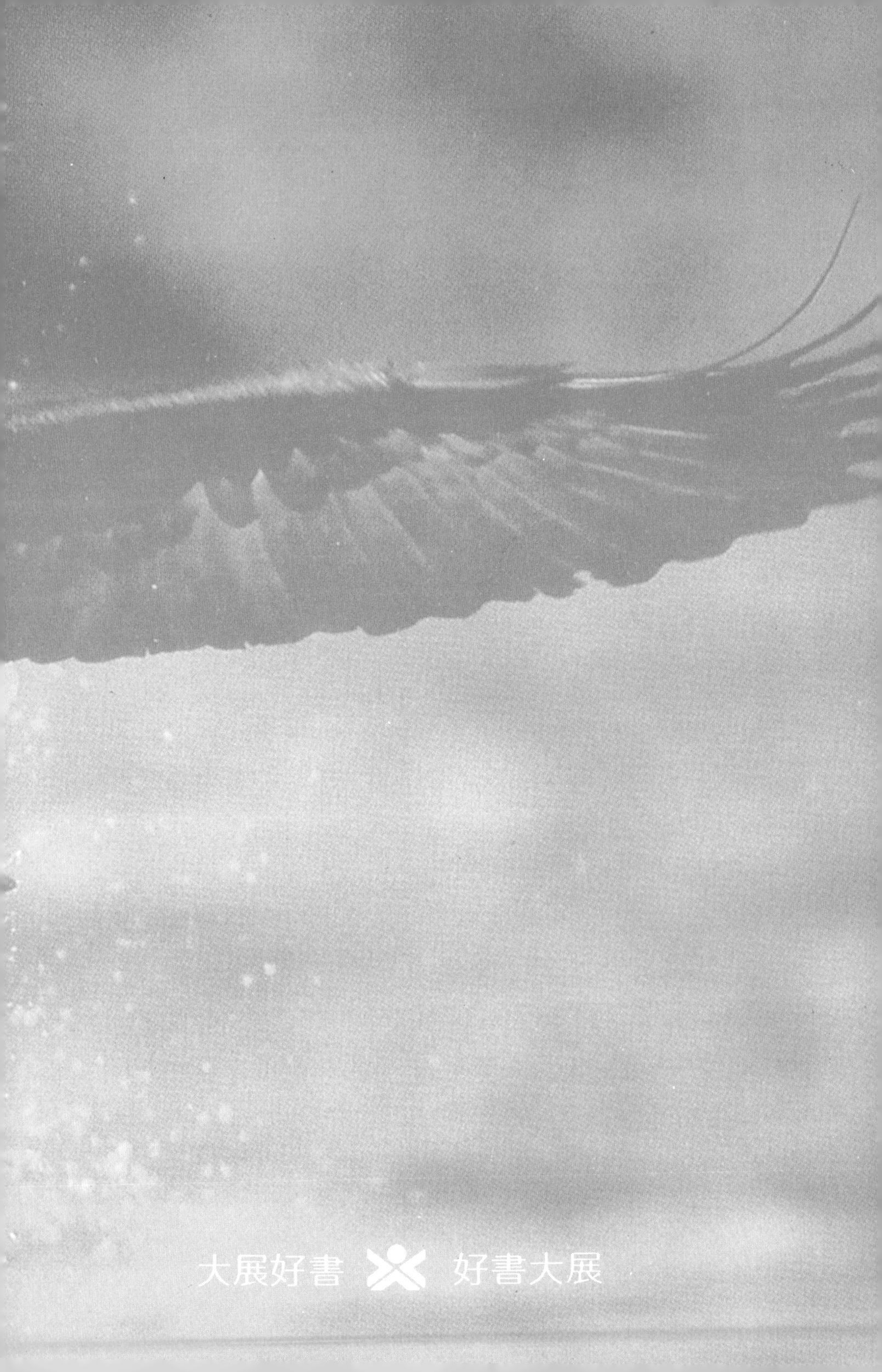
大展好書 好書大展

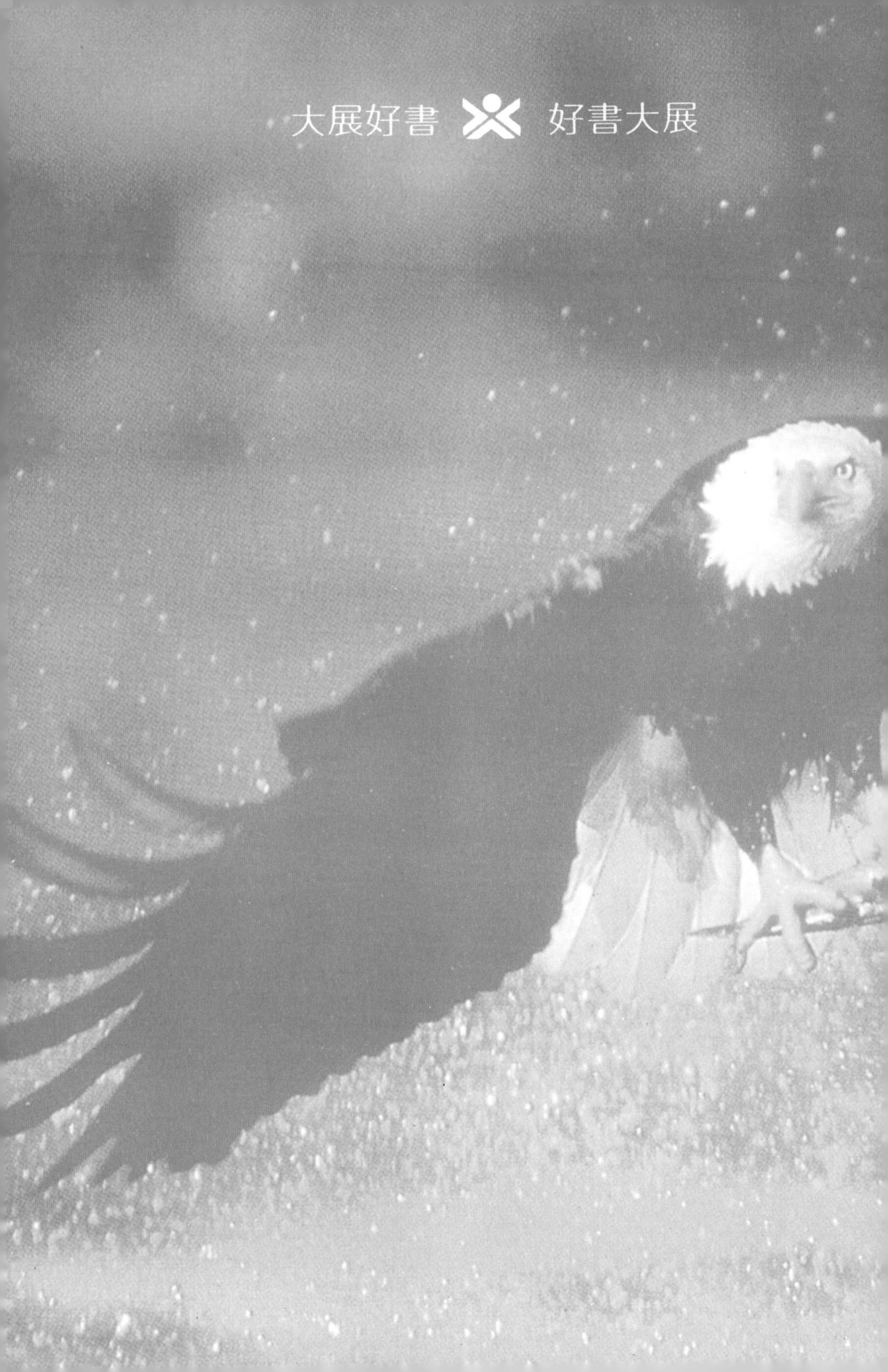
大展好書 好書大展